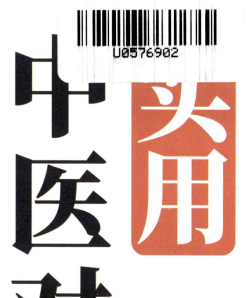

U0576902

为用

中医对症图典

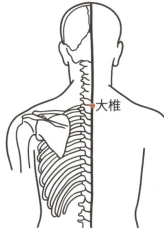

列缺

大椎

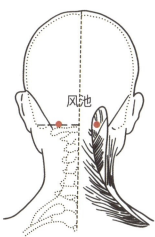

风池

侯鑫磊◎主编

YNK 云南科技出版社

·昆明·

图书在版编目（ＣＩＰ）数据

实用中医对症图典 / 侯鑫磊主编. -- 昆明：云南
科技出版社, 2024. -- ISBN 978-7-5587-5781-5

Ⅰ.R242-64

中国国家版本馆CIP数据核字第2024ZG6664号

实用中医对症图典

SHIYONG ZHONGYI DUIZHENG TUDIAN

侯鑫磊　主编

出 版 人：温　翔
责任编辑：马　莹
特约编辑：郁海彤　祁梓苧
封面设计：李东杰
责任校对：孙玮贤
责任印制：蒋丽芬

书　　　号：ISBN 978-7-5587-5781-5
印　　　刷：三河市南阳印刷有限公司
开　　　本：710mm×1000mm　1/16
印　　　张：12
字　　　数：143千字
版　　　次：2024年12月第1版
印　　　次：2024年12月第1次印刷
定　　　价：59.00元

出版发行：云南科技出版社
地　　址：昆明市环城西路609号
电　　话：0871-64192372

版权所有　侵权必究

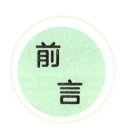

前言

　　《实用中医对症图典》是一本为初学者设计的中医学习书籍，它深入浅出地介绍了中医的基本知识和常见病的病因、病机、治疗方法。

　　中医作为中国传统文化的重要组成部分，历史悠久，源远流长。它以独特的理论体系和丰富的临床经验，为人类的健康和疾病治疗提供了独特的视角和方法。然而，随着现代医学的发展和人们生活节奏的加快，优秀的中医知识和技能逐渐淡出日常生活。为了让更多的人了解和掌握中医的精髓，我们特意编写了这本书。

　　本书共分为十章，从中医的基本概念到临床实践，层层递进，逐步深入。第一章介绍了中医的基本知识和理论框架，包括阴阳、五行、脏腑、气血、津液等核心概念。第二章到第十章则着重介绍了中医对常见病的证型分析、健康指南，以及相应的中药方剂、穴位疗法和药膳调理方法。

　　在编写过程中，我们力求做到深入浅出，让读者能够轻松理解中医的专业知识。同时，我们采用了大量的图解和示意图，生动形象地展示了中医的治疗方法和技巧。无论是初学者还是有经验的中医从业者，都可以从本书中获得实用的知识和启示。

通过阅读《实用中医对症图典》，读者可以较为全面地了解中医的基本知识和常见病的病因、病机及治疗方法。无论是为了提高自己的健康水平还是为了在必要时为他人提供帮助，这本书都是非常实用的选择。

希望这本书能为读者打开一扇通往中医知识的大门，让更多的人了解、认识并热爱中医，让这门独特的祖国医学文化得以传承和发扬光大。同时，也期待读者能够将所学到的知识应用到日常生活实践中，通过调理身体、预防疾病来提高自己的生活质量。

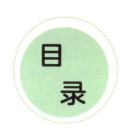

目录

第十章　皮肤疾病

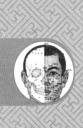

第一章

中医入门：
基础理论一点通

藏象：人体生理的秘密

"藏象"，首见于《素问·六节藏象论》，"藏"指藏于体内的内脏；"象"指表现于外的生理、病理现象。张景岳在《类经》中提到："象，形象也。藏居于内，形见于外，故曰藏象。"藏象以五脏为中心，以脏腑分阴阳，一阴一阳互为表里，脏腑为一个整体。

一、心：藏神，主血脉，其华在面，开窍于舌，在液为汗

1. 心藏神，指的是心有主宰人体生命活动及精神、意识、思维活动的功能。《灵枢·邪客》中有记载："心者，五脏六腑之大主也，精神之所舍也，其脏坚固，邪弗能容也；容之则心伤，心伤则神去，神去则死矣。故诸邪之在于心者，皆在于心之包络。"这段话的意思是，心是统辖五脏六腑的大主，也是精神意识思维的所在，其脏器形质坚固，外邪无法轻易

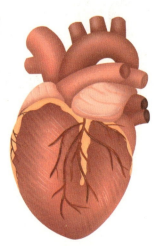

侵入。一旦被外邪侵心，心会受伤，心伤则神去，神去则人死。所以各种邪气留于心时，只有心包络可以代心受邪。

心在五行中属火，为神之居、血之主、脉之宗。《黄帝内经》中，心被描述为"形如倒垂未开之莲蕊，外有心包护卫"，意思就是说，心的形态就像倒垂的莲花。同时，书中还提到心为"五脏之主""主神明"，意思就是说，心主宰五脏六腑、形体官窍的生理活动，同时和精神思想有着密切关系。

2. 心主血脉，其华在面。《素问·痿论》中记载："心主身之血脉。"指的是心具有推动血液在脉管内运行的功能。《灵枢·经脉》有云："手少阴气绝，则脉不通；脉不通，则血不流；血不流，则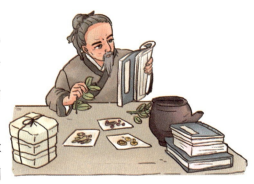髦色不泽，故其面黑如漆柴者，血先死。"意思就是说，如果手少阴心经的气不足，血脉就会不通，血液不流动，则毛发没有光泽，所以面部会呈现出类似漆器上的黑色，显得枯槁无光，这是血液功能或质量严重受损，无法正常滋养身体所致。《素问·六节藏象论》中有记载："其华在面，其充在血脉。"意思就是说，心功能的虚强情况反映在面部光泽上，血脉的盛缺也是心功能的表现。

3. 心开窍于舌：心经的脉络联系于舌，舌的色泽、味觉、身体运动以及语言功能都与心相关。《素问·阴阳应象大论》中提到："南方生热，热生火，火生苦，苦生心，心生血，血生脾，心主舌。其在天为热，在地为火，在体为脉，在藏为心，在色为赤，在音为徵，在声为笑，在变动为忧，在窍为舌，在味为苦，在志为喜，喜伤心，恐胜喜；热伤气，寒胜热，苦伤气，咸胜苦。"意思就是说，南方应夏，阳气盛而生热，热甚则生火，火气能产生苦味，苦味能滋长心气，心气能化生血气，血气充足，则又能生脾，心气关联于舌。它的变化在天为热气，在地为火气，在人体为血脉，在五脏为心，在五色为赤，在五音为徵，在五声为笑，在病变的表现为忧，在窍为舌，在五味为苦，在情志的变动为喜。喜能伤心，以恐惧抑制喜；热能伤气，以寒气抑制热；苦能伤气，咸味能抑制苦味。

《灵枢·脉度》中有记载："心气通于舌，心和则舌能知五味矣。"意思就是说，心的病变可从舌上反映出。《外台秘要》中说："舌主心，脏热即应舌生疮裂破。"意思就是说，心火旺则舌尖红赤或口舌生疮，痰迷心窍则会导致舌强不语。

4.心在液为汗：心与汗液的生成排泄有关。汗乃津液所化，和血液同出一源，被称作津液同源、血汗同源。病理上，如果患者因故大汗，或用药发汗过度，就会损伤心阳，表现出心慌、心悸，甚至大汗亡阳的危证。

二、肝：藏血，主疏泄

肝藏血，指肝有藏血的功能，能调节血量、防止出血。《黄帝内经》中提到："肝藏血，心行之，人动则血运于诸经，人静则血归于肝脏，何也？肝主血海故也。"意思就是说，

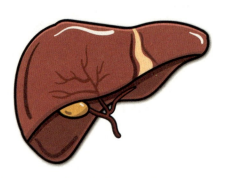

肝相当于人体的血库，能贮藏人体的血液，供人体活动所需，发挥其滋养脏腑组织、维持相应功能的作用，就像《灵枢·本神》之中提到的"肝藏血，血舍魂"。

《黄帝内经》中提到："肝主疏泄。""疏"即疏通，"泄"即升发。通常情况下，人体内气的运动具有一定的规律，人体脏腑的活动离不开气机之升降出入。肝主疏泄的功能正常，气机就能自如升降出入，人体之气就会顺畅。气血畅通无阻，脏腑器官功能活动才可以协调运作。一旦气血运行不畅，脏腑气机逆乱，则能疾病丛生。

肝主疏泄主要体现在以下方面。

1.肝调节身体气机：人体脏腑器官、组织活动都要依靠气之升降

出入，而气的升降出入则靠肝之疏泄功能进行调节。如果肝失疏泄，肝气太盛或肝气不舒，人体气机不畅，就会导致藏血失调，进而诱发痛经、闭经、月经不调等症状，人体血液、水液等代谢不畅。人体津液之运行离不开气，气行则水行，气滞则水停。若肝气壅滞，气机不畅，则会诱发水肿、小便不利等症状。正如《黄帝内经·素问·大奇论》中所说："肝壅，两胠满，卧则惊，不得小便。"

2.肝主疏泄：指的是肝有疏通、舒畅、条达，以确保全身气机畅通、通而不滞、散而不郁的作用。

肝与人的情志（精神）有着密切关系。肝气条达，气血调和，人才能情志舒展，心情愉悦；肝气不畅，郁结于胸，则会情绪低落，郁闷叹气；肝气过盛，人就容易急躁易怒。这些负面情绪又反过来影响肝之疏泄功能，因此易急躁或抑郁者，肝功能一般都有些问题。《黄帝内经·素问·本病论》中有记载："人或恚怒，气逆上而不下，即伤肝也。"肝气不舒或肝气上逆，则会导致气滞血瘀，脏腑失和，进而诱发高血压、冠心病、胃溃疡等疾病。

此外，肝与脾胃的消化也有着密切关系，食气入胃，依赖于肝之疏泄，才可使水谷腐化，生成气血。若肝失疏泄，则会诱发胁肋胀痛、食少腹胀、腹泻等肝脾不和的症状；若影响到胃之和降，则会导致肝气犯胃，诱发胃脘胀痛、嗳气、呕吐等不适症状。

食物的消化需要胆汁参与，一旦肝的疏泄功能失常，胆汁分泌就会受到影响，进而影响小肠的消化功能，出现厌食、腹胀等症状。

肝的疏泄功能也会影响生殖系统功能。女性出现月经紊乱、经血少、痛经等月经不调的情况，以及男性性欲低下、阳痿、早泄、遗精、滑精等，很多时候都与肝的气机紊乱有直接的关系。

三、脾：统血，主运化

《黄帝内经·素问·灵兰秘典论》中有记载："脾胃者，仓廪之官。"脾的功能，人们关注得较少，其实脾本身的作用是非常大的，中医认为，其最重要的两项功能是运化和统血。

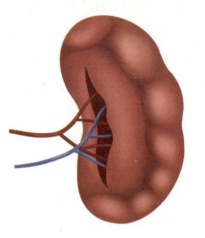

1. 脾主运化：脾主运化主要包含两方面：一是主运化水谷，帮助消化。脾作为五脏之一，最基本的功能是其主水谷运化。"水谷"即水液和谷物等饮食的统称。人们摄入的食物，要先由脾转化成气血，再分送至身体各处。二是主运化水湿，帮助水湿代谢。《黄帝内经·素问·经脉别论》中有记载："饮入于胃，游溢精气，上输于脾，脾气散精，上归于肺。"意思就是说，脾不但与胃肠合作，还会配合肺脏、肾脏等器官，进行水湿代谢。当脾将水送达胃时，胃会吸收其中精华，并将其输送至肺，进而润泽人体五脏及皮肤；不需要之处则作为人体废液排出体外。很多人出现腹泻、便溏、浮肿等问题，都可能是水湿代谢异常所致。

上面提到脾主运化水谷，那水谷从何而来？答案就是胃，胃主受纳、腐熟水谷，脾运化精微，二者相互合作。所以，中医常将它们视为一体，称"脾胃者，仓廪之官"。"仓廪"即粮库之意，粮库粮食充足，脾才能顺利运化。金元时期著名医家李东垣在其《脾胃论》中曾指出："内伤脾胃，百病由生。"由此可见，养好脾胃十分重要。

2.脾统血：脾有统血功能。脾强健，才能将营养物质转化为血液的基本成分，血液充足，则气血旺盛。若脾不够强健，营养物质的运化受阻，血液就会亏虚，容易出现头晕眼花的症状，面、唇、舌、爪甲变得淡白，此即为血虚征象。

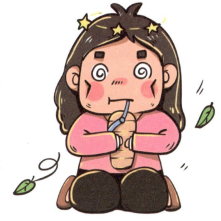

脾统血的另一个作用是让血液沿着所需路径行进，此即为中医提到的"脾统血者，则血随脾气流行之义也"。若脾功能弱，统摄血液不利，则会出现中途泄漏外溢的情况，表现为鼻出血、皮下出血、月经量过多等症状，都是脾不统血所致。因此，中医对于出血、血虚等的治疗，经常会考察脾是否健运。

四、肺：主气，主宣发与肃降，主水

《黄帝内经》中有记载："肺者，相傅之官，治节出焉。"将肺比作朝廷中的宰相，宰相的职责是了解百官、协调百官，帮助皇

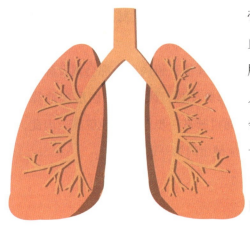

帝料理朝中大小事务。全身血脉都会直接或间接会聚于肺，然后敷布全身，因此，人体脏腑之盛衰情况，必然会在肺经上有所反映。中医号脉就是通过肺经上的"寸口"了解全身状况。《黄帝内经》中也有"肺朝百脉"

之说。肺的功能主要包括以下三个方面。

1.肺主气：肺主气的功能正常，气道通畅，呼吸如常；若肺产生病变，不仅会影响到呼吸，还会影响全身之气。若肺气不足，呼吸就会变得微弱，气短无法接续，语音低微；若肺气壅塞，呼吸就会变得急促，出现胸闷、咳嗽、喘息等症状。

2.肺主宣发与肃降："宣发"即宣布、发散之意，指的是人体可以通过肺，将浊气排出体外，使气血、津液输布至全身各处，滋养脏腑器官，进而调节体内气体之交换，促进人体气血通畅。所谓"肃降"，即清肃下降之意，肃清肺与呼吸道内的异物，保持呼吸道洁净。

3.肺主水：肺有调节人体水液的功能，且肺主肃降。人体能在运动的过程中顺利排出汗液，加速新陈代谢。肺主宣发，将水谷精微与津液宣散于周身，尤其是使布散于体表的津液，经汗孔以汗液的方式排泄于体外。肺的宣发功能正常，则汗液排泄适度，能调节水液代谢。若患上肺病，通调水道功能减退，则因水液停聚而生痰饮，甚至诱发水肿。肺经喉和鼻与外界直接相通，因此，肺容易受外界环境影响。自然界中的风、寒、暑、湿、燥、火等外邪一旦侵袭人体，肺先受其害，出现咳嗽等症状，此即为肺卫失宣、肺窍不利的表现。此外，其他脏器发生寒热病变，也会波及肺。

总之，无论是外感、内伤还是其他脏腑病变，都会累及肺而诱发疾病。稍微受寒或热都会导致肺脏受损，因此，中医形象地称其为"娇脏"。六淫伤肺后，还会通过肺进一步损害其他脏腑，因此，日常生活中一定要保护好肺，守住健康的第一道防线。

五、肾：藏精，主人体生长繁殖

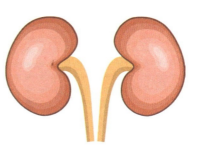

《黄帝内经·素问·六节藏象论》中有记载："肾者，主蛰，封藏之本，精之处也。"肾是藏精之所。肾精主人体生长繁殖，为生命活动之基础。肾精可以调节脏腑之精，供其活动所需；能生髓、养骨、补脑，并参与血液生成，提升机体抗病能力。肾好，人体精气神足，身体才能强壮。

精可分为先天之精和后天之精。先天之精来源于父母，是构成人体的原始物质，为生命之基础；后天之精为脾胃化生之水谷精微，它灌溉五脏六腑，濡养先天之精。后天之精供应脏腑的剩余部分会贮藏于肾内，在供给脏腑额外所需的同时又不断贮藏新的，不断循环补足。

若一个人先天不足，从幼儿时期就能看出其生长发育缓慢，精气也会逐年亏损，上了年纪之后，就会出现各种羸弱之象，比如眩晕、耳鸣、腰膝酸软、性功能减退、神疲健忘、衰老加速等。身体羸弱者，中医通常会采取补肾强身的方法进行调理。

六、六腑：受纳，腐熟水谷，泌别清浊，传化精华，排出糟粕

六腑是人体胆、胃、大肠、小肠、三焦、膀胱六个脏腑的合称。六腑有受纳，腐熟水谷，泌别清浊，传化精华，排出糟粕等功效，六腑以和降通畅为顺。

1.胆：奇恒六腑之一，与肝相连，呈中空状。其主要功能如下。

（1）贮存和排泄胆汁：有促进食物消化吸收的功效。胆汁是精气所化，贮存于胆，因而胆又被称作"中精之腑""清净之腑"，胆汁

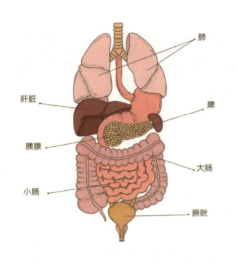

肺

肝脏

脾

胰腺

大肠

小肠

膀胱

的排泄功能要依赖肝之疏泄功能的调节与控制。肝疏泄功能正常，胆汁排泄顺畅，脾胃运化功能旺盛。若肝气郁结，胆汁排泄受阻，就会影响脾胃之消化功能，会出现胸胁胀满、食欲不振、大便失调等症状；若肝之疏泄太过，胆气上逆，诱发口苦、呕吐黄绿苦水；若湿热蕴结肝胆，胆汁外溢肌肤，则诱发黄疸；胆汁排泄不畅，则诱发砂石淤积。

（2）胆主决断：指胆具有判断事物并做出决定的作用。胆能防御、消除某些精神刺激的不良影响，进而维持和控制气血正常运行，确保脏腑间的协调关系。肝、胆相互依附，互为表里，肝主谋虑，胆主决断，因此，肝、胆相互协调，才能确保精神思维活动正常进行。临床上常见胆气不足之人，多易惊善恐、遇事不决等。

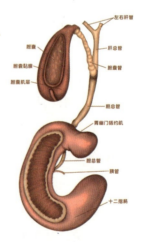

左右肝管

胆囊

肝总管

胆囊黏膜

胆囊管

胆囊肌层

胆总管

胆总管

胃幽门括约肌

胆总管

胰管

十二指肠

2.胃：位于膈下，上接食管，下通小肠。胃的上口是贲门，下口是幽门，可分为上、中、下三部分，即上脘、中脘、下脘，所以胃又称胃脘。胃的主要功能如下。

（1）主受纳、腐熟水谷：指的是胃能容纳由食管下传的食物，

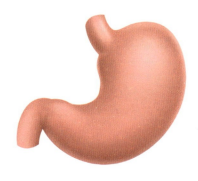

将食物初步消化后，下传于小肠，所以胃有"水谷之海""太仓"之称。胃的受纳、腐熟作用为脾之运化功能提供了物质基础。临床上将胃气的强弱作为判断疾病轻重、预后的重要依据，治疗上要注重保胃气。如若胃的受纳、腐熟功能异常，就会出现胃脘胀痛、纳呆厌食、嗳气酸腐、消谷善饥等；胃气大伤，就会出现饮食难进，预后较差，甚至胃气败绝。

（2）主通降：指胃气以通畅下降为顺。饮食物进入胃后，经过胃的腐熟，下传至小肠，进一步消化吸收，清者通过脾进行转输，浊者下传至大肠化成糟粕，排出体外，整个过程是靠胃气的"通降"作用完成。所以，胃主通降指的是胃将食糜下传至小肠、大肠，同时排出糟粕的过程。所以，胃失通降，不但会导致食欲不振，还会由于浊气上逆而出现口臭、脘腹胀满疼痛，或嗳气、呃逆、大便秘结，甚至出现恶心、呕吐等症状。

3. 大肠：大肠位于腹腔，上端与阑门和小肠相连，下端与肛门相接，呈回环叠积状。大肠接受小肠下传的食物残渣，同时吸收其中多余的水分，使其形成粪便，通过肛门排出体外，因而大肠又被称作"传导之官"。大肠的传导变化作用，是胃降浊功能的延伸，且与脾的升清、肺的宣降及肾的气化功能密切相关。大肠传导失司，会导致排便异常；大

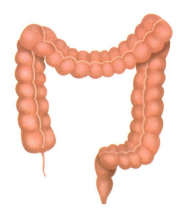

肠湿热，气机阻滞，会出现腹痛、腹泻、里急后重、下痢脓血；大肠实热，会导致肠液干枯，进而诱发便秘；大肠虚寒，则水谷杂下，进而出现肠鸣泄泻之症状。

4.小肠：小肠位于腹中，上端经幽门与胃相接，下端经阑门与大肠相连，是中空的管状器官，呈迂曲回环叠积之状。小肠的主要功能如下。

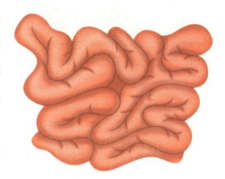

（1）主受盛、化物。一是指小肠接受胃初步消化的食物，有容器的作用；二是经过胃初步消化的食物，在小肠中停留一段时间，以便进一步消化吸收。如果小肠的受盛、化物功能失调，就会导致腹胀、腹痛、腹泻、便溏。

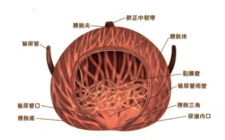

正面

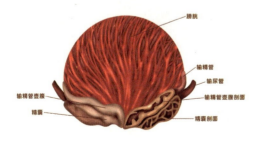

反面

（2）泌别清浊。"泌"即分泌；"别"即分别；"清"指水谷精微；"浊"指食物的残渣。意思就是说，小肠要将胃传来的饮食水谷消化，并分清别浊，水谷精微部分经小肠吸收后传输至身体各处；糟粕部分进入大肠，部分水液沁入膀胱，形成大小便排出体外。

5.膀胱：膀胱位于小腹部，是中空的囊状器官，上有输尿管和肾相通，下经尿道开口于前阴。膀胱有贮存、排泄尿液的功效。尿液乃津液化生而成，形成依赖于肾的气化作用，下输于膀胱，调节膀胱开合，最后排出体外。因此，膀胱气化功能的发挥，是以肾之气化作用为生理基础。肾和膀胱的气化功能异常，膀胱开合失司，会导致小便不利，或癃闭，或尿频、尿急、尿痛、尿失禁等。

6.三焦：三焦分为上、中、下三焦，是六腑之一。人体脏腑中三焦最大，被称作"孤腑"。从部位上进行划分，膈肌以上是上焦，包括心、肺；膈肌以下、脐以上是中焦，包括脾、胃；脐以下是下焦，包括肾、肠。三焦与心包相表里，其主要功能如下。

（1）主持诸气，总司人体之气化活动。三焦是人体元气通行的主要通道。元气发源于肾，要经过三焦输布全身，进而发挥其激发、推动各脏腑组织器官功能活动的作用，以维持人体正常的生命活动。元气乃组织气化活动的原动力，三焦经元气关系着全身气化功能。

（2）疏通水道、运行水液。人体水液的代谢要依赖各脏腑共同作用才能完成，但又要以三焦水道之通畅为条件才可以正常进行。若三焦水道不利，肺、脾、肾等调节水液代谢的功能就会受到影响。所以，三焦在水液代谢的过程中起着十分重要的作用。

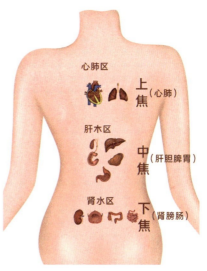

心肺区
上焦（心肺）

肝木区
中焦（肝胆脾胃）

肾水区
下焦（肾膀肠）

人体的"阴""阳"理论

经常听人说"阴盛阳衰"或"阴阳调和"，但真正理解阴阳理论者少之又少。中医认为，"阴"代表体内储存的物质，比如血、津液、骨肉，性别中的雌性等；"阳"代表身体发挥的能量，可以通过人体表面看出一个人的生命活力，如气、卫阳、火，性别中的雄性等。"阳"的生命活力需要依靠"阴"的推动。

《素问·生气通天论》中记载："阴平阳秘，精神乃治，阴阳离决，精气乃绝。"阴阳之间相互对抗、相互制约、相互排斥，真阴有收敛、收藏阴精的功效，可滋养真阳、收敛真阳；真阳能生长生发抵御外邪，防止真阴外泄而固束真阴，进而保持身体内阴阳之间相对的动态平衡，增强机体抗病能力。但如果因某种原因，扰乱人体阴阳平衡，就会诱发疾病。所以，从中医的角度看，疾病的实质就是人体内阴阳失衡。既然疾病是阴阳失衡所致，那么调养身体、治疗疾病就要围绕调整阴阳进行，恢复阴阳平衡与协调。阴阳平衡是一切事物的根本法则，养生、治病也要从调阴阳入手。只有阴阳平衡协调了，人才能活得好、活得长。

一、阴虚的九大症状，测一测你占了几条

1. 五心烦热：指双手手心、脚心及心胸烦热。尤其入夜后觉得手心、脚心仿佛有团火似的燥热，喜欢放在被褥外面。这些都是典型的阴虚症状，主要为身体阴虚火旺、心血不足或外感热病伤阴、虚热内生所致。

2. 口干口渴：口干口渴、喉咙干涩，特别是夜间更甚，喝水难以

缓解口干症状。由于体内虚火旺，阴液损耗过大，很难满足机体需要。此时通过滋阴清虚热治疗，才能从根本上缓解口干口渴。

3.午后烦躁：下午三四点钟就会出现心情烦躁，易冲动，脸颊潮热，这其实就是阴虚的表现。中医认为，下午1—4点是自然界阳气最盛的阶段，此时体内阴气不足，难以制约阳气，虚阳上浮，人就会变得"亢奋"。

4.盗汗：盗汗主要是阴虚所致。当储存在人体内的精气不足，体质下降之时；或阴虚内热，迫使汗液外泄，就会出现盗汗。"汗为心液"，若长期盗汗不止，就会严重损耗心阴。调理上要注意养阴

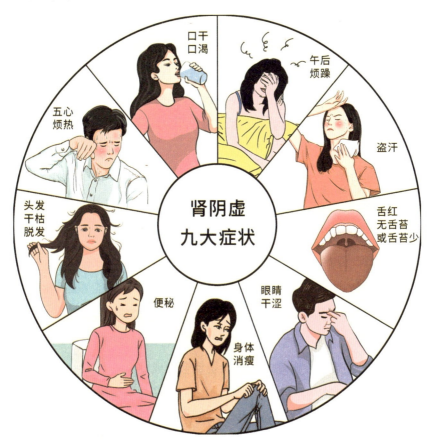

清热。

5.舌红、无舌苔或舌苔少：阴虚的信号有舌色较红，舌面光滑，无苔或少苔，口内缺少津液、干燥，甚至出现舌苔剥脱，俗称"地图舌"。剥苔范围大小主要和气阴或气血缺乏程度有关；剥脱处多与舌面脏腑分布相应：舌苔前剥主要是肺阴不足；舌苔中剥主要是胃阴不足；舌苔根剥主要是肾阴枯竭。舌色红绛，光似镜面者，是胃阴枯竭，胃缺乏生气的征兆，属阴虚重证。不管是什么疾病，只要出现这种舌象，皆为体内阴液不足、津液被严重耗损所致。舌面光滑呈绛红色是热盛伤阴，舌面光滑呈淡红色是气阴两伤。若舌面上有裂纹，主要为精血亏损，津液耗伤、舌体失养导致。此外，少数人会出现先天性舌裂，其裂纹中一般有舌苔覆盖，身体没有其他不适，无须治疗。

6.眼睛干涩：中医认为，"肝开窍于目"，意思就是说，眼睛要依赖肝之阴血滋养。若肝肾阴液亏虚，会导致眼睛干涩，甚至害怕见光，双眼频繁眨动，眼内有红血丝等。此为肝肾阴虚的表现，要注意滋养肝肾。

7.身体消瘦：脾胃主肌肉四肢，肺主全身皮毛，肝主筋脉，肾主水。若脾、肺、肝、肾同时阴虚，则会导致身体消瘦、皮毛干枯等症状。若在消瘦的同时，伴随着潮热盗汗、口干口渴、皮肤干燥、大便秘结、小便赤短等症状，则为阴虚。

8.便秘：由于阴虚导致阴阳失衡、内热过盛，使能够起到濡润作用的津液减少，从而影响到消化系统，特别是大肠的蠕动运化功能。这就好比水中行舟，水少了，船就会搁浅，如果体内没有足够的津液，必然会出现大便干燥，时间长了就会形成便秘。

9.头发干枯、脱发：肝藏血，发为血之余；肾藏精而荣于发。如果肝肾不足，阴血亏虚，精血不能濡养毛发，就会出现头发干枯、脱发的现象。

二、阳虚的九大症状，测一测你占了几条

1. 畏寒怕冷：中医认为，人体内热不足，无法抵御外界寒冷，人就会畏寒怕冷。人体内的阳气如同自然界中的太阳，阳气不足则体内的环境就会处在"寒冷"状态。人体阳气衰微，导致体内气血循环不畅，代谢功能下降；身体因气血不足，产生的热量减少，无法温暖肌肉以抵御外寒侵袭，人就会感觉十分怕冷。

2. 精神不振：人体阳气不足，机体生命活动衰退，体乏困顿，做什么都没兴趣，缺乏动力，懒于思考，还会出现失眠、头痛、食欲下降、消化不良等症状。

3. 五更泄泻：指的是凌晨3—5点出现腹泻的情况，中医称其为"五更泻"。此即为象，是阳虚的表现。凌晨3—5点是自然界中阴气从最盛到阳气开始萌发的阴阳转化时间段，阳虚者此时出现腹泻的情况，主要是肾阳虚、命门火衰，无法温养脾胃所致。此类人群，日常饮食中可适当补充些驱寒、补肾阳食物，如羊肉、枸杞、生姜、桂圆等，能适当缓解五更泄泻。

4. 性欲减退：肾阳是激发性冲动的原始动力，人的性欲主要取决于肾阳是否充足。当肾阳亏损或不足时，通常会出现性欲减退。

5. 小腹冷痛：人体内肾阳不足，小腹失于温煦，易出现小腹坠胀、疼痛，男子精液清冷、小便清长，女子白带增多、痛经、月经失调、舌苔白薄、多津等症状。尤其是现代，很多人喜欢喝冷饮或贪图凉快，夏天吹冷气，冬天衣着单薄，这些习惯使寒冷邪气侵入体内，导致阳气减弱，特别是女性，可能会出现宫寒。

6. 胃脘寒冷：胃寒者主要是由于脾阳虚衰，或过食生冷食物，或受寒，都会使阴寒凝滞于胃腑，进而引发疼痛。疼痛时伴随着胃部寒

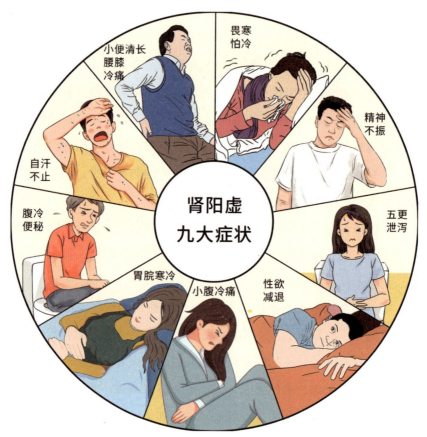

小便清长
腰膝
冷痛

畏寒
怕冷

精神
不振

自汗
不止

肾阳虚
九大症状

五更
泄泻

腹冷
便秘

胃脘寒冷

小腹冷痛

性欲
减退

凉感，喝些热水或热敷，胃部疼痛感会减轻。

7.腹冷便秘：人们经常会将便秘和阳虚火旺联系在一起，认为只有阴虚者才会出现便秘。实际上，脾肾阳虚、阴寒凝结、运化无力等都会导致便秘，出现大便坚实、腹中冷痛、喜热恶寒、小便清长、四肢冰冷、舌胖苔白、脉细无力等症状。

8.自汗不止：自汗指的是白天没有明显诱因（如天气炎热、衣服穿得厚等）而时时汗出。中医认为，自汗主要是阳虚所致，盗汗主要是阴虚所致。人体之阳气可以稳固、统摄人体之血、津液等液态物质，防止其无故流失。一旦人体缺乏阳气，不能固摄津液，津液外漏，就会表现为出汗，并伴随着疲倦乏力、气短、畏寒等阳虚症状。

9.小便清长、腰膝冷痛：肾阳不足，气化不利，水液无法蒸腾，小便就会清冷而长或频繁。腰为肾之府，主骨生髓，人体缺乏肾阳，卫外不固，风寒侵入腰膝，就会诱发腰酸背痛、腰膝冷痛等症状。

人体的"虚""实"理论

虚实辨证指的是通过判断病证属虚、属实，进而鉴别机体正气与邪气盛衰状况的辨证方法。

一、虚证

指的是人体正气不足导致的各种虚弱证候的一类病证。可分为气虚、阳虚、血虚与阴虚四种类型。

1.气虚与阳虚两证：主要是阳气不足所致，临床表现都有面色淡白或白、神疲自汗、食欲下降等症，二者之间的区别在于，气虚者没有寒象，以乏力懒言、动辄气短、脉弱等为主症，治疗时要注意补气；阳虚者主要表现为形寒怕冷、四肢不温、小便清长、大便稀溏、脉迟等，治疗时要注意温补阳气。

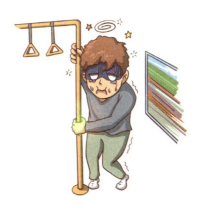

2.血虚与阴虚两证：二者同属阴血不足，临床表现都有头晕目眩、心悸失眠、少苔脉细等症。主要区别在于血虚者没有热象，仅表现为面色淡白无华、爪甲不荣、手足麻木、舌质

淡、脉虚或芤，治疗时要注意养血；而阴虚主要伴随着两颧发红、五心烦热、咽干口燥、盗汗、遗精、舌红少苔或无苔、脉细数等热象，治疗时要注意滋阴清热。

二、实证

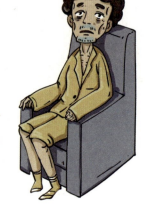

邪气过盛，正气未衰，邪正斗争激烈的一类病证，实证临床表现各不相同。若感受外邪，通常发病急骤，主要表现为发热、吐泻、疼痛、脉实有力等症状，治疗时要注意清热解毒、通里攻下。若由于内脏功能失常导致痰饮、水湿、瘀血、食积、虫积等病邪结聚，治疗的时候以攻邪为主，或化痰利水，或行气破血，或消食导滞、除虫积等。

虚证和实证主要通过体质强弱、病程长短、精神状态、脉象等进行鉴别。通常病程长、体质弱、精神不振、声息低微、痛处喜按、脉无力者为虚；病程短、体质强壮、精神兴奋、声高气粗、痛处拒按、脉有力者为实。

三、虚实夹杂证

这种证型正气不足与邪气过盛同时出现。可以是以虚为主的虚中夹实证，也可以是以实为主的实中夹虚证，主要表现为表虚里实、表实里虚、上虚下实、上实下虚等。治疗的时候要注意辨明虚实主次，先后缓急，或以攻为主，或以补为主，或先攻后补，或先补后攻，或攻补兼施等。

虚证和实证可以在一定条件下相互转化。实证会因失治或误治等导致病程迁延，病邪虽然减弱，但体内的正气也会逐渐耗损，进而导致实证转虚；虚证会感受外邪，或痰饮、瘀血等停滞堆积，出现因虚致实。

随着病情的发展，还会出现真实假虚或真虚假实等情况。真实假虚指的是疾病本质是实，却表现出类似虚的症状；真虚假实指的是疾病本质是虚，却表现出类似实的症状。鉴别二者要全面分析症状、体征、病程、病史、患者体质状况等。通常脉有力者是真实，脉无力者是真虚；舌苍老坚敛、苔黄厚者是真实，舌胖嫩者是真虚；新病、体质强壮者是真实，久病、年高体弱者是真虚。

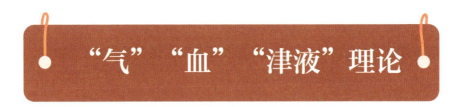

"气" "血" "津液" 理论

人体的生命活动既要依赖脏腑功能，也要依赖于气、血、津液作为物质基础。脏腑和气、血、津液之间便有着相互依存、相互作用的密切关系。首先我们了解一下什么是气、血、津液。

一、气

气有两层含义：一是指在人体内流动的营养物质，包括水谷精微之气和呼吸之气。这些气在经脉中循环运行，在内滋润脏腑，在外温养腠理，使精微物质得以输送到全身各处。因此，这种流动的精微物质在人体内发挥着至关重要的作用。

二是指脏腑的功能活动，即五脏六腑和经络之气。脏腑经络得到脏腑之气的供养、滋润，就会产生功能活动，这种气又叫"脏气"，如胃气、肺气、肾气、肝气等。此外，气还有"气化"之意，如从一种物质转化成另一种物质，比如饮食和气血的生成之间就有着密切

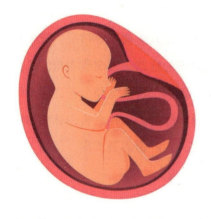

关系。

人体之气的来源有先天和后天之分，其中，先天之气源于父母之精血，为先天之精化生而成，又被称作"原气"或"元气"。后天之气源于饮食中的精微物质与呼吸之气，又被称作"宗气"或"营卫之气"。先天之气和后天之气结合，被称作"真气"或"正气"。

1. 原气（元气）：父母精血结合后产生的生命之气。此先天之气源于肾，为人体生化动力之根源，要依赖后天摄入的营养不断滋养。二者结合能推动全身脏腑的正常活动。

2. 宗气：宗气是饮食中的精微物质和吸入之清气相结合，积在胸中的气。其主要功能如下：一是上出喉咙而行呼吸，关系着言语、声音和呼吸的强弱。二是灌注于心脉而行气血。这就是中医上提到的"气行血行""气为血帅"的含义。因此，气血的运行、肢体的温凉以及活动能力的变化，都与宗气的盛衰有着密切关系。

3. 营气（荣气）：营气是由脾脏化生而成，来自饮食中的精微物质。当饮食中的精微物质被吸收入血液后，会随着血液流动于五脏六腑及四肢百骸之间，滋养组织器官。可以理解为，营气是血液的前身，在经过一定的转化后，营气就能变成血液。因此，医学上经常将营气和血液统称为"营血"。

4. 卫气：卫有捍卫、保卫之意。人体健康有一部分"功劳"属于卫气。卫气源于水谷精微，可以温暖肌肉、滋润肌肤并保持汗腺的开合功能有节奏。这些功能的综合作用，形成了人体抵御外邪侵袭的第一道防线。通常，当人体受到外邪的侵袭时，卫气首当其冲地发挥作用，例如发热和恶寒等症状，就是卫气在表层防御的表现。由于肺与皮毛相合，外感疾病往往伴随着肺经的症状，因此肺卫经常同时被提及。

将上述四种气综合在一起，就成为人体得以生存，抗御外邪（病邪）侵袭的"正气"。

二、血

血是饮食中的精微经过脾的运化，和津液相结合，上输于肺、心，经心、肺之气化后而成。此即为《灵枢》中提到的："中焦受气，取汁变化而赤，是谓血。"对于血的功用，《素问·五脏生成论》中有云："目受血而能视，足受血而能步，掌受血而能握，指受血而能摄。"虽然没有举出更多脏腑器官，但已说明各脏腑器官得到血液的濡养则能够充分发挥其应有的功能。血液循行在脉管内，内可滋润脏腑，外可润泽形体，周流全身，循环不息。由此可知，血液为人体最宝贵的物质。

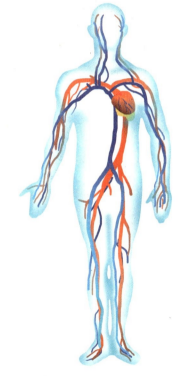

此外，血液还能将新陈代谢产生的废物带入排泄器官，排出体外，如带到肾脏，经小便排出。血液旺盛则全身组织器官得到充足营养，使其能发挥正常功能，保持精神旺盛，活泼健壮。血液不足则会使组织器官失去濡养，进而病症丛生。

三、津液

津液是人体内一切正常体液的总称，是由饮食中的精微物质化生而成的，是人体必需的有益物质。虽然"津液"一词常常并列出现，但二者之间却有着本质的区别。"液"为体液中比较浓稠的部分，为饮食中的精微物质所化生，随着营气运行到全身各组织中；"津"为体液中比较稀薄的部分，也来源于水谷精微，随着卫气运行到全身各处。

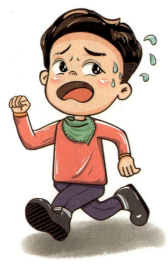

津液的主要作用：一是营养、润泽组织器官。皮肤的润泽、肌肉的丰满、肢体关节的运动都必须依靠津液之濡润，津液就如同人体的润滑油。津液化生出的涕、泪、唾、涎、汗等，能润泽鼻、眼、口腔等黏膜。此外，脑髓、骨髓也可以依靠津液的滋养。

二是维持体液平衡。津液可以随着人体内环境和外界环境变化而发生相应的变化，这种变化不仅能调节体液平衡，而且有利于人体健康。如天气炎热就会汗多尿少，天气寒冷就会尿多汗少。如果不随着人体内、外环境的变化而变化，就会由于津液过度耗伤或过分潴留而诱发疾病。在病理情况下，津液循环出现障碍或排泄失常，就会导致水肿或痰饮。如大吐、大泻、大汗、高热，都会导致津液耗伤过多，进而伤津亡液。诊断上可以根据口渴程度、尿量多少、颜色浓淡等来判断、衡量津液是否亏损。

四、气、血、津液之间的关系

气、血、津液三者的性状及其生理功能虽然各有特点，但都是构成人体、维持生命活动的基本物质。三者的组成都要依靠脾胃运化生成的水谷精微。气、血、津液之间既相互依存，又相互作用。不管是生理还是病理情况下，气、血、津液之间都有着密切关系。

1.气和血的关系

气属阳，血属阴，气血之间虽然在功能上存在差别，但又存在气能生血、行血、摄血和血为气之母四个方面的关系。

气能生血：指的是血液的组成及其生成过程均离不开气和气的气化功能。营气和津液，是血液的主要组成部分，它们来自脾胃所运化的水谷精气。从摄入的饮食物转化成为水谷精气，从水谷精气转化成营气和津液，再从营气和津液转化成为红色的血液，均离不开气的运动变化。因此说，气能生血。气旺，则化生血液的功能亦强；气虚，则化生血的功能亦弱，甚则可导致血虚。临床治疗血虚证时，常配合补气药物，即气能生血理论的实际应用。

气能行血：血属阴而主静，血不能自行，血在脉中循行，内至脏腑，外达皮肉筋骨，全赖于气的推动。例如，血液循环有赖于心气的推动、肺气的宣发布散、肝气的疏泄条达，概括为气行则血行。如气虚或气滞，推动血行的力量减弱，则血行迟缓，流行不畅，称为"气虚血瘀""气滞血瘀"，如气机逆乱，血亦随气的升降出入而异常，血随气升则面红、目赤、头痛，甚则出血；血

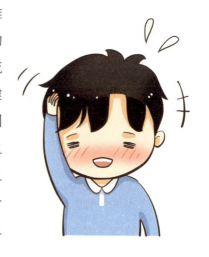

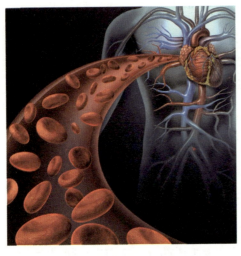

随气陷则脘腹坠胀，或下血崩漏。因此，临床治疗血行失常的病症时，常分别配合补气、行气、降气的药物，才能获得较好的效果。

气能摄血：摄血，是气的固摄功能的具体体现。血在脉中循行而不逸出脉外，主要依赖于气对血的固摄作用，如果气虚则固摄作用减弱，血不循经而逸出脉外，则可导致各种出血病症，即"气不摄血"。临床治疗此类出血病症时，必须用补气摄血的方法，引血归经，才能达到止血的目的。以上气能生血、气能行血、气能摄血这三方面气对血的作用，概括称为"气为血帅"。

血为气母：是指血是气的载体，并给气以充分的营养。由于气的活力很强，易于逸脱，所以必须依附于血和津液而存在于体内。如果血虚，或大出血时，气失去依附，则可浮散无根而发生脱失。故在治疗大出血时，往往多用益气固脱之法，其机制亦在于此。

2.气和津液的关系

气属阳，津液属阴，这是气和津液在属性上的区别。但两者都源于脾胃所运化的水谷精微，并在其生成、输布过程中，两者有着密切的关系。

气能生津：是指气的运动变化是津液化生的动力。津液的生成，来源于摄入的饮食，有赖于胃的"游溢精气"和脾的"散精"运化水谷精气。故脾胃健旺，则化生的津液充盛。脾胃之气虚衰，则影响津液的生成，而致津液不足。

气能行（化）津：津液在体内的输布及其化为汗、尿等排出体外，全赖于气的升降出入运动。例如，脾、肺、肾、肝等脏腑的气机正常，则促进津液在体内的输布、排泄过程；若气的升降出入不利时，津液的输布和排泄亦随之受阻，称为"气滞水停"。由于某种原因，津液的输布和排泄受阻而发生停聚时，则气的升降出入亦随之而不畅，称作"水停气滞"。另外，气与津液两者的病变常互相影响。故临床治疗时，行气与利水之法须并用，才能取得较好的效果。

气能摄津：津液与血同属液态物质，同样有赖于气的固摄作用才能防止其无故流失，并使其排泄正常。因此，在气虚或气的固摄作用减弱时，势必导致体内津液的无故流失，发生多汗、多尿、遗尿等病理表现。临床治疗时，亦应采用补气之法，使气能固摄津液，病则获愈。

津能载气：津液，亦是气的载体，气必须依附于津液而存在。当发生多汗、多尿及吐泻等津液大量流失的情况时，气在体内则无所依附而散失，从而形成气随津脱证。

3. 血和津液的关系

血与津液都是液态物质，也都有滋润和濡养作用。与气相对而言，则两者都属于阴。因此，血和津液之间亦存在着极其密切的联系。

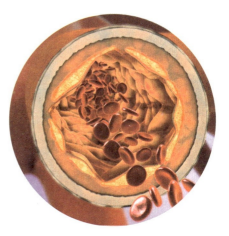

血和津液都是水谷精气所化生，因此有"津血同源"之说。津液渗入脉内，成为血液的组成

部分。在病理情况下，血与津液相互影响。如失血过多时，脉外之津液会渗注于脉内，以补偿脉内的血容量缺乏。脉外之津液因为大量渗注于脉内，导致津液不足，表现出口渴、尿少、皮肤干燥等症状。反之，津液耗伤严重，脉内津液也会渗出于脉外，形成血脉空虚、津枯血燥等病变。所以，失血病症不宜采用发汗之法。而多汗或吐泻等津液严重耗伤者，也不能轻用破血、逐血的峻剂。

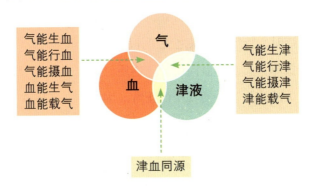

气血津液关系示意图

望、闻、问、切四诊法

　　在中医长期的医疗实践中，总结出了望、闻、问、切四种疾病诊断方法。其中，望诊指的是医生运用视觉观察患者全身或局部的神色形态变化；闻诊指的是医生通过听觉和嗅觉辨别患者的声音、气味的变化；问诊就是指通过询问患者本人或其家属，了解病情的发生、发展过程，以及其他疾病相关情况；切诊是指通过切按脉搏和接触患者的皮肤、手、腹部、四肢等诊断疾病的方法。

中医有云"有诸内必行诸外"，意思就是说，人体是紧密联结的统一整体。因此，局部变化会通过经络影响全身，内脏病变也会在体表反映出来。反之，中医通过对外部进行诊察，也能推测内脏变化。

一、望诊

望诊位居四诊之首。是指医生通过观察患者全身和局部的神、色、形、态、五官、舌象及排泄物的形、色、量等具体情况来了解患者体内发生的变化，同时判断其是否患病及病情的诊断方法。望诊可以分为以下几种。

1. 全身望诊

包括望神、望色、望形态、望姿态等具体内容。

（1）望神：指通过观察患者机体的生命活动和精神活动诊察其是否患病，以及发病原因、发病部位和发病性质等。望神主要观察患者的眼神目光、神志意识、表情形态、身形体态、言谈举止、动作反应、呼吸饮食等。神可以按其盛衰分为有神、少神、失神、假神四种。

有神：主要表现为双目明亮，精神内含，神志清晰，面色荣润，肌肉不削，语言清晰，动作协调，反应灵敏。说明精气充足，脏腑功能正常，是健康的表现，或病而正气未伤。

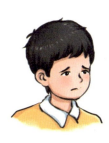

少神：主要表现为目光缺乏神采，神志清晰，但精神不振，面色少华，肌肉瘦削，少气懒言，倦怠嗜睡，动作缓慢，思维迟钝。说明精气已伤，脏腑功能较弱，主要发生于身体虚弱者，也可见疾病较轻

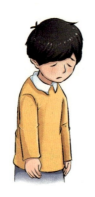

或疾病恢复期的患者。

失神：主要表现为双目呆滞，目陷无光，精神萎靡，面色枯槁，肌肉松软，神志不清。说明精气大伤，脏腑功能衰败，病情严重，预后不佳。

假神：主要表现为精神极度衰惫，甚至昏迷，目光晦暗而突

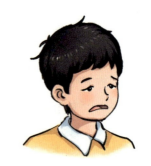

然神志清晰，目光转亮而浮光外露；不欲言语，语声低微，时断时续，突然语言清利，絮叨不止；面色晦暗，突然双颧红赤；没有食欲，或者食欲突然增加甚至暴饮暴食。假神主要出现在久病或重病垂危的患者身上，为脏腑精气衰竭，正气将脱，阴不敛阳，阴阳离决的危候，为患者的"回光返照"之兆。

（2）望色：通过观察患者的面部，全身皮肤的颜色、光泽，以推断病情的诊断方法，并归纳出了青、黄、赤、白、黑五色诊法，五色分别代表不同脏腑的病变和不同性质的病邪。

白色：主要为阳气虚弱、气血运行无力或失血耗气、气血不足、无法营养面部所致。通常提示患者患上了寒证或失血证。

黄色：主要为脾虚，无法化生气血或水湿内盛所致，提示患者有脾胃虚弱。若出现面、目、身都是黄色且色彩鲜明似橘子，称作"阳黄"，提示患者有湿热证；如色彩黄且晦暗如同烟熏，为阴黄，提示患者有寒湿证，这两种情况主要发生于传染性肝炎或胆道疾病。

赤色：主要为热盛导致血液充盈脉络，提示患者有热证，如外感发热或里湿热证。虚热的患者，只有两颧潮红；若久病或重病患者原

面色苍白，突然变得绯红，此即为虚阳上越的严重症候，又称"戴阳证"。

青色：主要为寒邪留于经脉，导致气血运行不畅或气虚而致血液停滞或瘀血，提示患者有寒证、痛证、瘀血证、惊风证。外伤后受伤的地方呈青紫色，此即为瘀血阻滞之症。

黑色：主要为肾阳虚导致水分过多留在体内，导致寒湿阴邪过盛，通常提示患者肾虚、水饮证、瘀血证。

（3）望形态：指的是通过观察患者的强、弱、胖、瘦体型等来诊断是否患有疾病和发病部位、病变原因、病变性质等具体病情的望诊方法。

体强：骨骼粗大，胸廓宽厚，肌肉充实，皮肤润泽，筋骨强壮等，是形气有余，说明体魄强壮，内脏坚实，气血旺盛。

体弱：骨骼细小，胸廓狭窄，肌肉瘦削，皮肤枯槁，筋弱无力等，是形气不足，说明体质虚弱，内脏脆弱，气血不足。

肥胖：胖而能食，是形气有余（健康、实证、热证）；肥而食少，是形盛气虚（阳虚脾弱，痰湿盛）。

消瘦：形体瘦，食量大，是中焦有火；形体瘦，食量少，则为中气虚弱。

（4）望姿态：指的是通过观察人的动静姿态、动作举止判断疾病种类、病变部位、病因、疾病性质等的望诊方法。望姿态又包括以下几种。

望坐形：坐而仰头，主要

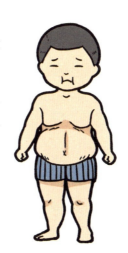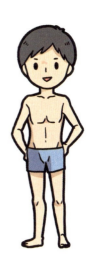

发生于哮病、肺胀、气胸、痰饮停肺、肺气壅滞等病症；坐而喜俯，少气懒言，通常是体弱气虚；但卧不能坐，坐则晕眩，不能久坐，主要是肝阳化风，或气血俱虚、脱血夺气。

望卧式：卧时面常朝里，喜静懒动，身重无法转侧，多属阴证、寒证、虚证；卧时面常向外，躁动不安，能转侧，多属阳证、热证、实证。

异常动作：患者的唇、睑、指、趾颤动，主要是动风先兆，或者气血不足，筋脉失养；颈项强直，双目上视，四肢抽搐，角弓反张，主要是肝风内动；猝然跌倒，不省人事，口歪眼斜，半身不遂，多是中风；猝然跌倒，甚至昏迷，口吐涎沫，四肢抽搐，醒后如常，属于痫病；关节拘挛，屈伸不利，很可能是痹病。

2. 局部望诊

又称分部望诊，可根据病情或诊断需要，对患者身体的局部进行重点、细致的观察。整体病变通常会反映在身体局部，反之，也可以通过局部情况了解整体病变。

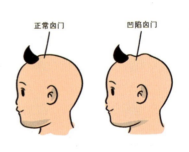

凹门下陷（凹陷）

（1）望头面：主要是观察头的形状、动态和头发色质变化及脱落情况，进而了解脑、肾病变和气血盛衰。

望头形：这种诊断方法主要用于小儿，小儿头形过大或过小，通常伴随着智力低下，主要是先天不足，肾精亏虚。头形过大可能是脑积水所致。小儿囟门凹陷，多为津液损伤，脑髓不足之虚证；囟门高突，称"自填"，主要为热邪亢盛，脑髓疾病；小儿囟门迟迟无法闭合，称为"解颅"，为肾气不足、发育不良所致。头摇不能自主者，多是肝风内动之兆。

望发：头发浓密色黑者肾气充足；头发稀疏不长为肾气亏虚；头发发黄干枯、久病落发，为精血不足；突然片状脱发，为血虚或血热。青年白发，并伴随着健忘、腰膝酸软，属肾虚。小儿发结如穗，主要表现在疳积病上。

望面部：面肿主要发生于水肿病；腮部一侧或两侧突然肿大，逐渐肿胀，且疼痛拒按，并伴随着咽喉肿痛或耳聋，属于温毒，多为痄腮；口眼歪斜，多为中风；惊怖貌，多为小儿惊风或狂犬病；苦笑貌，主要为破伤风。

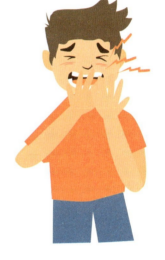

（2）望五官：对目、鼻、耳、唇、口、齿龈、咽喉等头部器官望诊，通过望五官能了解脏腑病变。

望目：双目有无神气是重点，视物清晰，精力充沛者，有眼有神；白睛浑浊，黑睛晦滞，则为眼无神。目眦赤，为心火；白睛赤，为肺火；白睛红络，为阴虚火旺；眼睑皮红赤烂，为脾火；全目赤肿眵，迎风流泪，为肝经风热；目眵淡白为血亏；白睛变黄为黄疸；目眶周围见黑色，是肾虚水泛。目睑微肿，状如卧蚕，多为肾病；老年人下睑浮肿，多为肾气虚衰；目窝凹陷，为阴液耗损之征，或精气衰竭所致，多发生于晚期肿瘤患者。眼球空起而喘，为肺胀；眼突而颈肿则为瘿肿，多发生在甲亢病者。目睛上视，不能转动，主要表现在惊风、痉厥或精脱神衰之重症上；横目斜视为肝风内动；眼睑下垂多为重症肌无力；双睑下垂多为先天性睑废，属先天脾肾双亏；单睑下垂或双睑下垂不一，多为后天性睑废，因脾气虚或外伤后气血不和，脉络失于宣通所致；瞳仁扩大，多为肾精耗竭，是濒死危象。

望鼻：鼻头或鼻同色红，有丘疹，是酒渣鼻，多为胃火熏肺，血壅肺络所致；鼻孔内赘生小肉，气息难通，是鼻痔，多为肺经风热凝滞；鼻翼扇动频繁，呼吸喘促者，称作"鼻扇"。如久病鼻扇，为肺肾精气虚衰之危症；新病鼻扇，多为肺热。鼻流清涕为外感风寒；鼻流浊涕为外感风热；鼻流浊涕而腥臭为鼻渊，主要是外感风热或胆经蕴热所致。

望耳：正常人耳部肉厚而润泽，为先天肾气充足之象；耳郭厚大为形盛；耳郭薄小为形亏；耳肿大为邪气实；耳瘦削为正气虚；耳薄而红或黑是肾精亏损；耳轮焦干容易发生下消证；耳轮甲错主要为久病血瘀所致；耳轮萎缩为肾气竭绝之危候；耳内流脓多为肝胆湿热，蕴结日久所致；耳内长出小肉，形

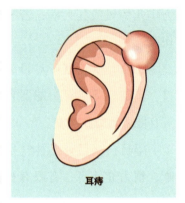

耳痔

如羊奶头者，称为"耳痔"，或如枣核，胬出耳外，触之疼痛者，称为"耳挺"，都是肝经郁火或肾经相火，胃火郁结而致。

望口：口闭而难张，兼四肢抽搐，多为痉病或惊风；兼半身不遂者为中风入脏之重症。上、下口唇紧聚，多为小儿脐风或成人破伤风。口角或左或右㖞斜之状，为中风。口张而气但出不返者，为肺气将绝之候。

望唇：唇以红而鲜润为正常；唇色深红，属实、属热；唇色淡红，多虚、多寒；唇色深红而干焦者，为热极伤津；唇色嫩红为阴虚火旺；唇色淡白为气血两虚；唇色青紫为阳气虚衰、血行瘀滞；唇干

枯皱裂为津液已伤、唇失滋润；唇口糜烂主要为脾胃积热，热邪灼伤；唇内溃烂，其色淡红，为虚火上炎；唇边生疮，红肿疼痛为心脾积热。

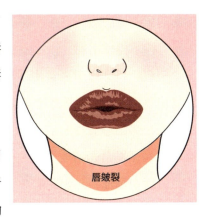

唇皱裂

望齿：牙齿不润泽为津液未伤；牙齿干燥为胃津受伤；齿燥如石为胃肠热极，津液大伤；齿燥如枯骨为肾精枯竭；病中咬牙、啮齿为肝风内动之征；睡中啮齿为胃热或虫积；牙齿有洞，腐臭为龋齿。

望龈：龈红而润泽为正常；龈色淡白为血虚不荣；龈红肿或兼出血为胃火上炎；龈微红，微肿而不痛，或兼齿缝出血者，多为肾阴不足，虚火上炎；龈色淡白而不肿痛，齿缝出血者，为脾虚不能摄血；牙龈腐烂，流腐臭血水者为牙疳病。

（3）望皮肤：皮肤忽然变红，似染脂涂丹，名曰"丹毒"，主要是心火偏旺，又遇风热恶毒所致。皮肤、面目、爪甲皆黄，为黄疸，黄色鲜明如橘子色为阳黄，主要是脾胃或肝胆湿热所致；黄色晦暗如烟熏为阴黄，多因脾胃为寒湿所困所致，主要发生于肝炎、胆囊炎等疾病上。皮肤虚浮肿胀，按之有压痕，为水湿泛滥；皮肤干瘪枯燥，为津液耗伤或精血亏损；皮肤干燥粗糙，状如鳞甲称肌肤甲错，主要是瘀血阻滞，肌肤失养而致。皮肤起疱，形似豆粒，常伴随外感症候，如水痘等病。斑丘疹是皮肤疾病过程中的症状，斑色红，点大成片，平摊在皮肤下，摸不应手。痈、疽、疔、疖都发于皮肤体表部位，凡发病局部范围较大，红肿热痛，根盘紧束者为痈；若漫肿无头，根脚平塌，肤色不变，不热少痛者为疽；若范围较小，初起如粟，根脚坚硬较深，麻木或发痒，继则顶白而痛者为疔；起于浅表，形小而圆，红肿热痛不甚，易化脓，脓溃即愈为疖。

（4）望排出物

望痰：风证患者通常出现泡沫较多、痰液清稀的风痰；寒证患者通常出现清稀色白的寒痰；湿证患者通常会出现数量较多、质滑色白的湿痰；燥证患者通常会出现数量较少、黏腻的燥痰；热证患者通常会出现黏稠发黄、结成块状的热痰；阴虚火旺者通常会出现鲜红色的痰，且痰中带血；热邪犯肺患者通常会咳出较臭且血腥的痰或咳吐带脓的痰。

望涕：风寒证患者通常会流清稀鼻涕；风热证患者通常会流脓浊鼻涕。

望涎：脾胃湿热证患者通常口涎较为黏稠；脾胃虚寒证患者通常口涎较为清稀，且量大；脾虚患者通常口涎会自行从口角流出；儿童胃热证或腹内有虫积者，嘴角常不自觉流出涎液。

望唾：肾虚证及胃寒证患者通常口涎较多。

望呕吐物：热呕多见于胃热证以及肝经郁火的患者，其呕吐物较脓浊且散发出酸臭味；寒呕多见于胃寒证及脾肾阳虚患者，其呕吐物较为清稀且没有酸臭味；痰饮多见于胃内停饮和脾失健运患者，其呕吐物多为清稀如水的涎、痰；食积多见于食滞胃脘证和肝郁犯胃证患者，食滞胃脘证患者的呕吐物通常酸腐且带有未消化的食物；肝郁犯胃脘证患者的呕吐物中带有未消化的食物，但没有酸腐气味。呕血多见于胃热证、血瘀胃脘和肝火犯胃证患者，其呕吐物中有食物残渣、鲜红的血或暗紫色血块。

望二便：泄泻多见于胃虚证和脾虚证患者，大便清稀，甚至便中带有未消化食物。痢疾主要发生于痢疾患者，其大便通常黏腻且便中带有脓血。实热证患者通常小便短赤；虚寒证患者小便通常清长；尿

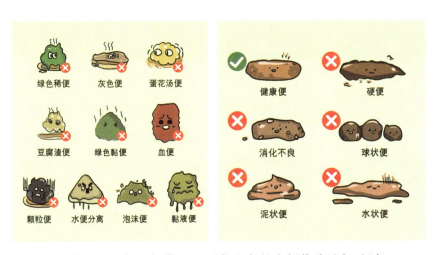

绿色稀便 ❌	灰色便 ❌	蛋花汤便 ❌
豆腐渣便 ❌	绿色黏便 ❌	血便 ❌
颗粒便 ❌	水便分离 ❌	泡沫便 ❌	黏液便 ❌

健康便 ✅	硬便 ❌
消化不良 ❌	球状便 ❌
泥状便 ❌	水状便 ❌

血和血淋病患者小便一般带血；石淋患者的小便像猪油般油腻。

3. 望舌

（1）望舌质：舌质荣润、鲜活、淡红且有光泽，一般是正常的；舌质干燥、了无生机、没有光泽，一般是患有重症。病态的舌色主要包括淡白舌（气血不足、阳气不盛）、红绛舌（体热、气血过旺）、青紫舌（体寒阴盛，血管阻塞而有瘀滞）和

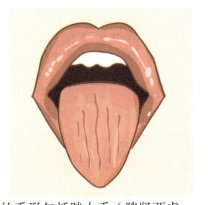

瘀斑舌（体内有瘀血）等几种。病态的舌形包括胖大舌（脾肾两虚、津液阻塞）、扁瘦舌（血气不足且体内阴亏）、齿痕舌（心脾两虚且体内湿寒过盛）、裂纹舌（体内阴亏而无法上荣，以致舌面干燥）和芒刺舌（实热而邪盛）等。不正常的舌态主要包括舌体痿软（气血两虚、阴液亏损、筋骨和血脉失养）、强硬（实热过盛、气血循环不畅，或高热而损伤津液）、歪斜（患有卒中或卒中的先兆）、吐弄（心脾热盛或小儿智力低下）、短缩（寒气滞结筋脉或热证而津液损

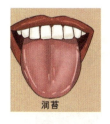
润苔

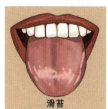
滑苔

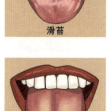
燥苔

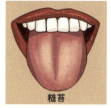
糙苔

伤）和颤动（气血俱虚或阳气衰弱）等。

（2）望舌苔：厚苔逐渐变为薄苔，提示病情在逐步好转；厚苔突然消退，且舌面没有新生薄苔，说明体内正气不抵邪气，甚至胃气已绝。润苔为苔质干湿适中、舌面润泽，说明病邪没有伤及津液，体内水液代谢情况较好；燥苔为苔质干燥、无津液甚至有裂纹，多因体内津液受损或津液输布出现障碍所致。腻苔苔质较厚、颗粒细密，紧贴于舌面，多为体内湿气重浊而阳气受阻，或痰饮、积食所致。腐苔多为苔质颗粒粗大而疏松，主要为体内热邪亢盛、胃内有浊气并上蒸于舌面或胃气衰损导致湿气上泛而致，主要发生在疾病后期或危重病。剥苔主要指舌苔局部或全部脱落且没有新苔长出，主要发生于久病之后，提示身体营养不足、气血两虚且内脏功能衰弱。无根苔指的是舌苔较厚且边缘清楚，舌苔揩之可去，表示体内正气衰弱，胃气或肾气衰竭。有根苔指苔薄而紧贴于舌面之上，不易揩去；或厚苔周围依稀紧贴于舌面薄苔存在，说明体内邪气较盛，但正气尚且充足，主要发生于病情较重但预后良好的患者中。

病态舌苔根据颜色主要分为白苔（病情较轻）、黄苔（多为热证、里证）和灰黑苔（病情较为严重而复杂）三种。

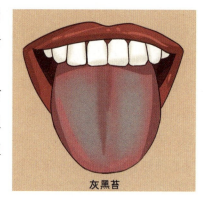
灰黑苔

通常情况下，舌质与舌苔的变化一致，里热实证，多见舌红苔黄而干；里虚寒证，多见舌淡苔白而润。有时也会出现舌质与舌苔变化不同的情况，如红绛舌兼白干苔，此为燥热伤津、燥气化火迅速、苔色尚未转黄就已进入营分而致，此时要综合分析舌质与舌苔变化，同时参考其他诊察信息进行综合判断。

二、闻诊

指的是医生利用听觉和嗅觉收集患者相关病情来判断病症参考的一种方法。可以从声音的高、低、强、弱，气味的酸臭、腥腐辨别人体的寒、热、虚、实。

1.闻声音

发声自然，音调和畅。如声音变异，多属于病态。可以通过以下几种声音的变化，结合其他表现进行诊断。

（1）语言：声音响亮，言谈多，属实证；烦躁或胡言乱语，多为实热证，主要发生于高热或狂躁型精神病患者；少气懒言，语音低沉、断续无力，则多为内伤虚证。

（2）呼吸：呼吸急促，声音较粗，发病急，多为实证、热证，主要发生于肺脏热盛；呼吸微弱、声低气短，发病缓，多为虚证、寒证，主要发生于肺肾气亏；呼吸音粗急，呼出之后觉得胸中舒适，多为实喘，主要发生于高热肺炎或痰多胸闷的痰饮证；如呼吸音低促，吸气后较舒适，主要发生于肾不纳气之证。

（3）咳嗽：咳声重浊，痰多清稀，多为风寒犯肺；咳声不畅，痰黄浓浊，多为肺有痰热；咳呛咽干，

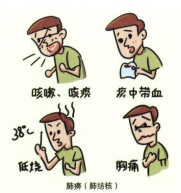

咳嗽、咳痰　　痰中带血

低烧　　胸痛

肺痨（肺结核）

干咳无痰，多为肺燥；咳有痰声，喉头痰响，多为痰饮；小儿咳嗽不止，咳时气急，弯腰伸舌，面红眼赤，甚至呕吐，咳有回声，则为顿咳（百日咳）；暴咳声哑，多是肺实（为风痰导致的声带麻痹）；久咳声嘶，多为肺损（为久咳伤肺，如肺结核、喉结核）。

（4）呃逆：呃逆连声，响亮有力，发作较频，多为热证、实证；呃声轻微，不连续，发作不频，多为寒证、虚证；久病、重病而呃逆不止，多为脾肾阳亏。

（5）呕吐：有物无声为吐，有声有物为呕吐，都是胃气上犯导致。呕声高亢，声物同出为胃热，如急性胃炎；干呕多为肝胆之热犯胃；伴随着涌吐痰涎，多为呕声低浊，倾胃而出，其热较缓，多为脾胃虚寒；呕如喷射，多为胃气上犯，主要发生于脑病引起的呕吐。

（6）嗳气（打饱嗝）：胃气上逆所致。嗳气无味，多为胃虚或寒气侵于胃内；嗳气不止，胸腹不舒，多为气郁胸腹；嗳气吞酸，为宿食不化。

2.闻（嗅）气味

通过对患者的呼吸气息或排泄物进行闻嗅，协助诊断相关病症。

（1）口气：正常人的口腔通常没有特殊气味，如有口臭，则为胃热或肠胃功能障碍。胃排空时间延长，常有食物停留，一般发出酸臭味。尿毒症时有尿素气；严重肝功能不全时有特殊的腥气；口臭特别重者，要考虑脏腑是否有化脓性病变或癌症。此外，溃疡性牙龈炎、口腔糜烂、消化不良等均可产生口臭。

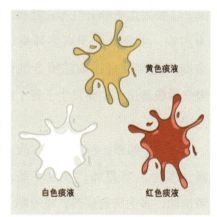

黄色痰液

白色痰液   红色痰液

（2）痰、涕：痰有脓血、臭气者为肺热，主要发生于肺脓肿、支气管扩张症合并感染；无臭气者多为肺阴虚，主要发生于肺结核、支气管扩张症等。鼻涕稠浊腥臭，多为肺胃郁热，可见于鼻渊。

（3）大、小便：大便有酸臭气，多是肠有积热，可见于肠道炎；大便稀薄而气腥者，多是肠中有寒，可见于肠结核、节段性小肠炎等。小便浑浊而有臊臭者，多为下焦湿热。

（4）月经、白带：黏稠秽臭者，为湿热；稀薄而有腥气者，属寒；清稀而无气味者，多属虚。

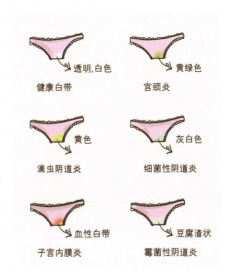

透明,白色　健康白带

黄绿色　宫颈炎

黄色　滴虫阴道炎

灰白色　细菌性阴道炎

血性白带　子宫内膜炎

豆腐渣状　霉菌性阴道炎

三、问诊

通过询问患者自觉症状、疾病的发展过程、生活习惯、思想情况、既往病史，为疾病的诊断提供更多依据，此即为问诊。

1. 问寒热

外感病从表入里，通过恶寒与不恶寒来区别表证和里证。如恶寒已退，则是表证已除；不恶寒而热，表示病已入里。寒一阵热一阵，并伴随着口干、咽干、胸胁满闷，多为半表半里证。慢性病的畏寒或低热，多属虚证，可能和人体功能状态的改变、机体反应性的强弱、体温调节功能紊乱等有关。如畏

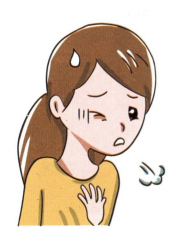

寒、不发热、手足清凉，为虚寒证（通常伴随着自汗、疲倦、面色㿠白、唇舌淡红等）。低热、午后潮热、手足心热，为虚热证（通常伴随着两颧发红、盗汗、消瘦、心烦难入眠、舌红少津液、咳嗽痰血等），多见于肺结核或慢性肝炎患者。高热、心烦、口渴、多汗、汗出而热不退，为阳明经证。高热、便秘、腹部胀满，腹痛不敢触按、烦躁、胡言乱语、舌苔焦黄，为阳明腑证。因此，通过问寒热即可辨别病症之表里虚实。

2.问出汗

通过问汗可以了解病情虚实和疾病发展情况。醒时出汗是自汗，为阳虚、表虚；睡中出汗称盗汗，为阴虚。微汗，为表虚、表证欲解；大汗，为阳明经热、过服汗剂；冷汗，为阳气衰微；热汗，为阳气亢盛；战汗，汗后神清脉静为顺，神昏烦躁脉大为逆；汗出如油，为大汗亡阳、虚脱；黄汗，为黄汗病、历节风；外感恶寒发热，无汗或少汗，为表实证；外感恶风发热、汗多者，为表虚证。

3.问头身

前额痛连眉心者，为阳明头痛（可见于急慢性鼻炎、额窦炎）；颞侧（头部两侧太阳处）痛连耳，为少阳头痛；后头痛连颈，为太阳头痛；头顶痛兼呕吐清水，为厥阴头痛；头目眩、耳鸣、恶心、呕吐痰涎者，为湿痰阻隔实证（如梅尼埃病）；虚证晕眩者，为肾虚（头昏眼花、耳鸣、心悸、健忘、失眠、腰膝酸软、遗精、盗汗等）、肝阳上亢（多为头脑

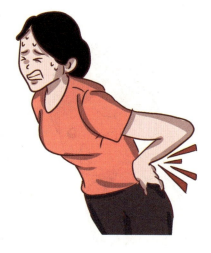

胀重、眼珠发胀、面红目赤、激动易怒、失眠、心悸、脉弦硬等）。表现为如肢体、关节痛，阴雨天更甚，多为风寒湿而致的痹症（如风湿性关节炎）。如腰痛，小便不畅，则可能是沙淋（肾结石或尿路结石）；如腰痛，伴随着尿频、尿痛有灼热感，为热淋（尿路感染或肾盂肾炎）。若腰痛时痛时止，劳累后更甚，休息时缓解，多为肾虚。

4.问大小便

大便燥结，多为实证、热证；老年人、产妇、病后便秘，多为气虚或津少；便秘而身热口臭、脉满、尿赤者为热；便秘喜热怕冷、唇淡、脉迟为寒；便秘且胸胁痞满、噫气为气滞；便秘且气短汗出、头晕为虚，遍身虚痒脉浮为风；便秘且烦热夜甚、盗汗、口干不渴为血枯。腹痛即泄，粪色黄褐，小便短赤为热泻；

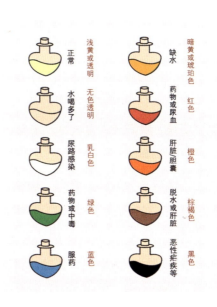

正常　浅黄或透明　　暗黄或琥珀色　缺水

水喝多了　无色透明　　红色　药物或尿血

尿路感染　乳白色　　橙色　肝脏胆囊

药物或中毒　绿色　　棕褐色　脱水或肝脏

服药　蓝色　　黑色　恶性疟疾等

腹痛绵绵，便泄清稀为寒泻；食少胸闷，苔腻脉濡为湿泄；五更泄为肾阳虚；便泄里急后重、下痢赤白为痢疾。先血后便，下血鲜红如喷射状，为肠风；先血后便，下血污浊，肛门肿痛为脏毒（近血）；先便后血，血色暗淡，神疲，面色无华为脾不统血（远血）。便下完谷不化，为脾肾虚寒；粪如羊屎，为噎膈晚期，津枯液涸。小便癃闭，为下焦热结，三焦气化失常；小便难，多为热盛津伤；小便涩痛，为淋病；小便浑浊，为膀胱湿热；小便不禁，为气虚、中风脱证；小便次数多、量少为气虚，饮多尿多或饮少尿多为消渴；遗溺为肾气不固、膀胱虚冷、肾阳虚；血尿若见涩痛者为血淋，不痛为尿血。

5. 问饮食

食欲正常，为脾胃功能健全；食欲减退，为脾胃功能失常。患者病中食欲逐渐增加，为疾病好转、机体逐渐康复；病中食欲减退，为消化吸收障碍，不利于病情好转。如患者知饥而无法食，胃酸上泛，常感饥饿，多为痰火；如善食易饥，形体消瘦，为胃火；如食后腹胀，多为脾虚气滞；厌食或怕闻食气，腹胀满，嗳气酸腐，多为食滞、消化不良；如口渴，喜冷饮，为里热；喜热饮，为里寒；口渴而饮水少，多为脾胃湿热；口干不欲饮水，为阴虚；口淡为脾胃虚，口苦为肝胆热，口甜腻为脾胃湿热，口酸为食滞。嗜酒者多湿热，嗜烟者多痰饮，嗜辛辣者多火热，嗜异物者多体内有虫。

6. 问胸腹

胸胁痛，为肝郁、肝火、痰饮、气滞血瘀；胸胁闷，为少阳病、肝郁气滞。心悸怔忡，动则为心阴不足，时作时止，为水气凌心；心慌，为气虚；心中闷乱不宁，为虚热；心烦，为里热。胃脘痞闷作痛，吞酸嗳腐，为食积、胃痛；胃脘刺痛，为气滞；胃脘痛，得食而痛缓，喜按为虚，喜热为寒；胃脘痛，得食痛剧，拒按为实，喜寒为热。腹胀满，拒按喜冷、便秘为阳明燥实，喜按喜暖或见便溏为脾虚失运；腹部跳痛，多为内痛；小腹痛，多为疝气、肝经病、妇女经痛；腹部绕脐而痛，为阳明腑实、虫痛、虚寒；里急后重，为痢疾、脱肛；肠鸣腹痛，为水湿、肠内有寒；脘腹胀满，为水肿、气臌、血臌。腰沉痛，多为寒湿；腰酸痛，多为肾虚；腰刺痛，多因疼痛有瘀血；腰痛而活动则痛减，多为气滞、血流不畅。

7. 问睡眠

嗜睡、身体困倦，多为脾虚或湿困；神疲思睡、无热恶寒、肢凉、脉沉细，为心肾阳虚；发热而昏睡，为热扰心神；不眠而心烦口渴，多属心阴虚；不眠而遗精多梦，多属心肾虚；不眠而惊悸不宁，多为胆气虚；不眠而头昏、心悸，多为心脾血虚；不眠而头昏脑涨，多为肝阳上亢；不眠而腹部饱闷、恶心、呕吐，多为脾胃不和。

四、切诊

指通过用手触摸、按切患者脉搏、皮肤、四肢、胸腹及身体其他部位，以了解病情，同时判断是否患病及所患疾病具体情况的诊断方法。切诊又可分为脉诊和触诊。

1. 脉诊（切脉）

脉诊指以手指按切患者动脉以了解病情内在变化，也称切脉或诊脉。五脏六腑的气血要通过血脉周流全身，一旦机体受到内外因素刺激，就会影响气血周流，脉搏也会随之发生变化，可

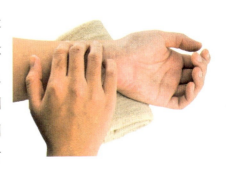

通过了解脉位深浅、搏动快慢、强弱（有力无力）、节律（齐否），脉的形态（大小）及血流的流利度等推测脏腑、气血的盛衰和邪正消长的情况以及疾病的表里、虚实、寒热。如病变在肌表呈现浮脉；病变在脏腑呈现沉脉；阴证病候时阳气不足；血行缓慢呈迟脉；阳证病候时血流加速，呈数脉等。

（1）单脉：常见单脉有浮脉、沉脉、迟脉、数脉、虚脉、实脉、滑脉、洪脉、细脉、弦脉、结代脉等。

浮脉：轻按可得，重按则

浮

中

沉

减，为表证，因外感病邪停留于表时，卫气抗邪，脉气鼓动于外，因此脉位浅显。浮而有力为表实；浮而无力为表虚；脉浮大无力为危症。

沉脉：轻按不得，重按可得，为里证。有力为里实，无力为里虚。邪郁于里，气血阻滞阳气不畅，脉沉有力，为里实；脏腑虚弱，阳虚气陷，脉气鼓动无力，为脉沉无力。

迟脉：脉搏缓慢（每分钟脉搏在60次以下），为寒证。有力为实寒，无力为虚寒。寒则凝滞，气血运行缓慢，脉迟而有力为实寒证。阳气虚损，无力运行气血，脉迟而无力，为虚寒证。

数脉：脉搏急促（每分钟脉搏在90次以上）。主热证。有力为实热，无力为虚热。外感热病初起，脏腑热盛，邪热鼓动，血行加速，脉快有力，为实热。阴虚火旺，津血不足，虚热内生，脉快而无力，为虚热。

虚脉：寸、关、尺三部脉皆无力，重按空虚，为虚证。多为气血两虚，气血不足，难以鼓动脉搏，故按之空虚。

滑脉　　　　非滑脉

实脉：寸、关、尺三部脉皆有力，为实证。邪气亢盛而正气充足，正邪相搏，气血充盈脉道，搏动有力。

滑脉：按之流利，圆滑如按滚珠。多见于青壮年气血充实。妊娠妇女见滑脉是气血旺盛养胎之现象。均属正常生理现象。

洪脉：脉大而有力，如波涛汹涌，来盛去衰。主热盛。内热盛，脉道扩张，脉形宽大，因热盛邪灼，气盛血涌，使脉有大起大落。

细脉：脉按之细小如线，起落明显，为虚证；多见于阴虚、血虚证，又称"主湿病"。阴血亏虚不能充盈脉道，或湿邪阻压脉道，脉细小。

弦脉：端直而长，挺然指下，如按琴弦。主肝胆病、痛症、痰饮。气机不利，肝失疏泄，脉道拘急而显弦脉。病则气乱或痰饮内停，致使气机输转不利，出现弦脉。

结代脉：结脉指脉来缓慢而有不规则的间歇；代脉指脉来缓弱而有规则的歇止，间歇时间较长。结脉常见于阴盛气结、寒痰瘀血，而代脉主要见于脏气衰微。

（2）相兼脉：两种或两种以上的单因素脉相兼出现，复合构成的脉象即称为"相兼脉"。脉象的相兼只要不是性质完全相反的脉，一般都可能出现。

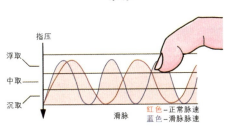

浮紧脉：多见于外感寒邪之表寒证，或风寒痹病疼痛。

浮缓脉：多见于风邪伤卫，营卫不和的太阳中风证。

浮数脉：多见于风热袭表的表热证。

浮滑脉：多见于表证夹痰，常见于素体多痰湿而又感受外邪者。

沉迟脉：多见于里寒证。

沉弦脉：多见于肝郁气滞或水饮内停。

沉涩脉：多见于血瘀，尤常见于阳虚而寒凝血瘀者。

沉缓脉：多见于脾虚、水湿停留。

沉细数脉：多见于阴虚内热或血虚。

弦紧脉：多见于寒证、痛症，常见于寒滞肝脉，或肝郁气滞等所致疼痛等。

弦数脉：多见于肝郁化火或肝胆湿热、肝阳上亢。

弦滑数脉：多见于肝火夹痰、肝胆湿热或肝阳上扰、痰火内蕴等证。

弦细脉：多见于肝肾阴虚或血虚肝郁，或肝郁脾虚等证。

滑数脉：多见于痰热（火）、湿热或食积内热。

洪数脉：多见于阳明经证、气分热盛，外感热病。

（3）真脏脉：真脏脉是在疾病危重期出现的无胃、无神、无根的脉象，是病邪深重、元气衰竭、胃气已败的征象，故又称"败脉""绝脉""死脉""怪脉"。根据真脏脉的主要形态特征，大致可以分成三类。

无胃之脉：无胃的脉象以无冲和之意、应指坚搏为主要特征。古人体会有：脉来弦急，如循刀刃的偃刀脉；短小坚搏，如循薏苡子的转豆脉；急促坚硬，如弹石的弹石脉等。临床提示邪盛正衰，胃气不能相从，心、肝、肾等脏气独现，是病情危重的征兆之一。

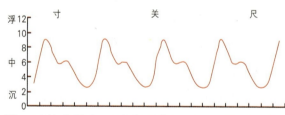

无神之脉：无神之脉象以脉律无序、脉形散乱为主要特征。前人体会有：脉在筋肉间连连数急，三五不调，止而复作，如雀啄食的雀啄脉；脉如屋漏残滴，良久一滴的屋漏脉；脉来乍疏乍密，如解乱绳状的解索脉等。主要由脾（胃）、肾阳气衰败所致，提示神气涣散，生命即将告终。

无根之脉：无根脉象以虚大无根或微弱不应指为主要特征。前人体会有：脉象浮数之极，至数不清，如釜中沸水，浮泛无根的釜沸脉；脉在皮肤，头定而尾摇，似有似无，如鱼在水中游动的鱼翔脉；脉在皮肤，如虾游水，时而跃然而去，须臾又来，伴有急促躁动之象的虾游脉等。均为三阴寒极，亡阳于外，虚阳浮越的征象。

随着医疗技术的不断提高，通过不断研究和临床实践，对真脏脉已有新的认识，其中有一部分是心脏器质性病变所造成的，但不一定是无药可救的死证，应仔细观察，尽力救治。

2. 触诊

触诊是医生对患者肌肤、四肢、胸腹等病变部位进行触摸按压，分辨其温、凉、润、燥、软、硬、肿胀、包块及患者对按压的反应，如疼痛、喜按、拒按等，以推断疾病的部位和性质。

（1）皮肤触诊：辨别温凉润燥及肿胀等。皮肤的温凉，一般可以反映体温的高低，但需注意热邪内闭时胸腹灼热而四肢、额部不甚热，甚至皮肤欠温；皮肤的润燥，可以反映有汗、无汗和津液是否耗伤，如皮肤湿润，多属津液未伤；皮肤干燥而皱缩，是伤津脱液，气阴大伤；久病皮肤十分干燥，触之刺手，称为"肌肤甲错"，为阴血不足、瘀血内结。皮肤按之凹陷成坑，不能即起的是水肿；皮肤臃肿，按之应手而起者，为气肿、虚胖。

（2）四肢触诊：四肢欠温是阳虚的一种表现；四肢厥冷是亡阳或热邪内闭；身发热而指尖独冷，可能是亡阳虚脱或热闭痉厥的先兆；手足心热是阴虚发热的一种表现。此外，四肢触诊还应注意检查四肢是否瘫痪或强直。

（3）胸部触诊：诊虚里，可辨疾病的轻重。虚里的跳动（即心尖冲动），在胸部左乳下第4、第5肋间，内藏心脏，为诸脉之本。

凡按之应手，动而不紧，不缓不急，是宗气积于胸中，为无病之征。其动微而不显的，为宗气内虚。若动而应衣，为宗气外泄之象。若动甚仅是一时性的，不久即复原，则多见于惊恐或大醉后。正常情况下，胖人虚里跳动较弱，瘦人虚里跳动较强，不表示病态。按心下，即按胸骨以下部分的软硬、有无压痛，心下按之硬而痛的，是结胸，属实；按之濡软而不痛的，多是痞证，属虚证。

（4）腹部触诊：辨病变的部位、腹痛及症瘕积聚的性质。病变在脘腹（中上腹）属胃，在两胁下（左右侧腹）属肝胆，在脐周围属胃或大小肠，在小腹属肝、膀胱或肾。按压后疼痛减轻的（喜按），多属虚痛；按压后疼痛加剧的（拒按），多属实痛、热痛。腹部有块状物，按之软，甚至能散的，称为"瘕"或"聚"，多属气滞；部位固定，按之较坚，不能消失的，称为"症积"，多属瘀血、痰、水等实邪结聚而成。

（5）按腧穴：脏腑病变可以在相应的体表穴位出现反应，通过在经络腧穴上进行触诊，发现结节、条索状物、痛点或反应过敏点，可以作为某些疾病的辅助诊断。如肝炎患者在期门和肝俞有压痛；胆囊疾病患者在胆俞有压痛，胃及十二指肠溃疡患者在足三里有压痛，急性阑尾炎患者在阑尾穴（足三里下 1 寸）有明显压痛等。

神秘的人体经络和穴位

经络是中医理论系统中的重要组成部分，也是人体针灸、按摩的基础，是运行气血、联系脏腑、体表及全身各部位的通道。

"经"，即"径"，有"路径""纵线"的意思，即上下贯穿人体的几条主要路径；"络"原意是"网络"，表示从经脉延伸出去的路径，络脉存在于机体表面，像一张网遍布全身。《灵枢·脉度》中有记载："经脉为里，支而横者为络，络之别者为孙。"这里将脉按大小、深浅的差异划分为"经脉""络脉"和"孙脉"。

　　经络系统的主要内容有：十二经脉、十二经别、奇经八脉、十五络脉、十二经筋、十二皮部等，其中以十二经脉和十五络脉为主。它们纵横交贯，遍布全身，将人体内外、脏腑、肢节连成一个有机的整体。

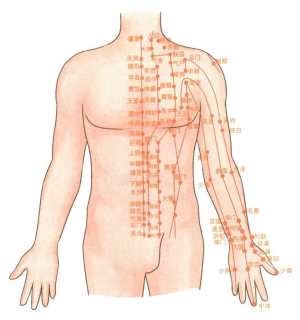

　　人体脏腑、四肢、百骸、皮毛、肌肉、血脉等组织与器官都各具有不同的生理功能，它们之所以能够进行有机的整体活动，主要依靠经络在其间的密切联系；经络可以保持机体的相对平衡与协调。与此同时，维持机体生命活动的营养物质也要通过经络的运行，才能输送

到全身各个组织器官，以维持正常的生理活动。

人体的每条经脉都有其所对应的脏腑和所属的腧穴，不同脏腑的病变会通过其所属经脉反映在穴位上。如肝炎患者的肝俞穴会产生压痛；消化道溃疡的患者会在脾俞、胃俞等穴位上有反映；前额痛属阳明经，颈后痛属太阳经，头两侧痛属少阳经。临床研究表明，结合经脉的分属部位分析辨证，即可做出正确的判断与治疗。

掌握了经络方面的知识，我们就可以对一些顽固性疾病做出初步判断，并通过按摩、艾灸、针灸等方式进行治疗。如针灸疗法，通过运用针或灸适度刺激特定的经络腧穴，进而达到振奋或抑制脏腑机能、调理气血、调节周身各器官平衡的治疗目的，促进身体恢复健康。

接下来我们介绍人体经络上分布的穴位。穴位，学名腧穴，如果说经络是一条条线，那么穴位就是线上的一个个点。穴位多数分布在神经末梢和血管较多处。直至今天，在人体上已经发现了 52 个单穴、309 个双穴、50 个经外奇穴，共 720 个穴位。

经络	手太阴肺经	手阳明大肠经	足阳明胃经	足太阴脾经	手少阴心经	手太阳小肠经	足太阳膀胱经	足少阴肾经	手厥阴心包经	手少阳三焦经	足少阳胆经	足厥阴肝经
对应脏腑	肺	大肠	胃	脾	心	小肠	膀胱	肾	心包	三焦	胆	肝
对应人体系统与部位	呼吸系统、五官	消化系统、五官	消化系统、咽喉、五官、下肢	消化及泌尿系统、下肢、女性生殖系统	心血管系统、颈肩部、精神神经系统	耳部、颈肩、颜面、咽喉、精神神经系统	泌尿、消化、呼吸、心血管系统、头颈腰背	内分泌、泌尿、生殖、呼吸系统、足部	心血管、消化、神经系统、胸部、手臂	眼、耳、喉、面部、肩关节、头部	肝胆、头部及眼、耳喉部	肝胆、下肢，泌尿生殖系统

取穴时，中医通常会采用手指同身寸法。中医上提到的"寸"是根据每个人的身材比例进行的特殊规定。比如三阴交，位于内踝尖上3寸，如何才能快速准确地找到这个穴位？

我们不可能用尺子在患者身上测量，因为每个人身材比例差异很大。同样的10厘米，放在身材高大的人身上和放在身材矮小的人身上差别很大，这导致我们无法得出精确的测量结果。因此中医提出了"同身寸"的概念，通过身体比例确定穴位。

1.中指同身寸法：指的是患者中指中节屈曲，内侧两端横纹头之间的距离为1寸。可用于四肢部取穴的直寸和背部取穴的横寸。

2.拇指同身寸法：指的是患者拇指指关节横度为1寸，可用于四肢部直寸取穴。

3.二横指同身寸法：指的是用患者食指和中指的第1、第2关节处的横度为1.5寸。

4.四横指同身寸法：食指、中指、无名指和小指并拢，以其中指中节横纹处为准，四指宽度约为3寸。这种方法用于四肢部及腹部取穴。

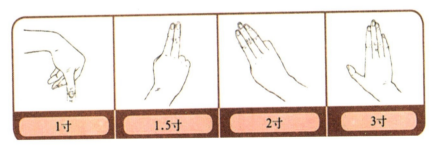

注：书中的"寸""分"均为中医穴位中的"同身寸"概念。中指同身寸，是以患者的中指中节屈曲时手指内侧两端横纹头之间的距离看作1寸，可用于四肢部取穴的直寸和背部取穴的横寸。拇指同身寸是以患者拇指指关节的宽度作为1寸，主要适用于四肢部的直寸取穴。横指同身寸也叫"一夫法"，是让患者将食指、中指、无名指和小指四指并拢，以中指中节横纹处为准，四指横量作为3寸，食指与中指并拢为1.5寸。

第二章
呼吸系统疾病

感冒

感受六淫之邪伤及肺卫引发的外感疾病。

1. 风寒型：恶寒发热，无汗，流清鼻涕，鼻塞，咳嗽，痰量不多，可能伴随着轻微咽部不适、头痛、关节酸痛等症状。舌苔薄白，脉象浮紧。

2. 风热型：发热恶风，头痛，咳嗽，痰色黄，可能伴随着轻微咽部肿痛，口渴喜饮。舌苔薄白或微黄，脉象浮数。

3. 阴虚型：发热恶风，干咳少痰，口干咽燥，五心烦热。舌质红绛或粉红色，舌苔薄白或稍有发黄，脉细数。

4. 阳虚型：恶寒较重，发热较轻，自汗，面色淡白。舌质淡胖或稍有发青，舌苔薄白，脉沉细。

5. 气虚型：恶寒较重，发热，无汗或自汗，头身疼痛，鼻塞，咳嗽，咳痰无力，平素气短懒言，倦怠乏力，反复易感。舌质淡，舌苔白，脉浮无力。

6. 血虚型：身热恶风，头痛，无汗或少汗，心悸头晕，并伴随着耳鸣等症状。面色苍白或萎黄无华，口唇苍白。舌质淡，舌红或稍有发白，脉细无力。

健康指南

1. 饮食调理：感冒期间要尽量吃清淡易消化食物，如小米粥、鸡蛋羹等；少吃油腻、辛辣等刺激性食物，防止加重病情。

2. 注意休息：感冒期间避免过度劳累，防止加重病情；确保睡眠充足，避免熬夜。

3. 适当运动：有助于恢复身体健康，增强机体免疫力，缓解感冒症状。

4.及时就医：感冒后先明确感冒类型，再对症治疗。如果感冒症状持续加重，要及时就医，防止延误治疗时机。

中药方剂

荆防败毒散：荆芥、防风、茯苓、独活、柴胡各 10 克，前胡、川芎、枳壳、羌活、桔梗、薄荷各 6 克，甘草 3 克。上药煎汤内服，每日 1 剂。主治流感、风寒感冒等病症初起。

银翘散：金银花、连翘各 15 克，桔梗、竹叶、淡豆豉、牛蒡子各 9 克，薄荷、荆芥、甘草各 6 克。水煎服（薄荷后下），每日 1 剂。主治风热感冒。

参苏饮：党参、紫苏叶、葛根各 12 克，前胡、法半夏、茯苓、陈皮、桔梗、枳壳各 9 克，炙甘草、木香各 6 克。水煎服，每日 1 剂。主治气虚感冒。

加减葳蕤汤：白薇、玉竹各 10 克，薄荷、桔梗、淡豆豉、甘草各 6 克，大枣 3 枚。水煎服，每日 1 剂。主治阴虚感冒。

穴位疗法

感冒初期，会有脖颈、肩膀酸痛、头痛的症状。此时，可以对列缺穴、大椎穴、风池穴等穴位进行按揉，也可进行家庭版简易灸法。

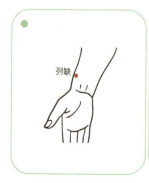
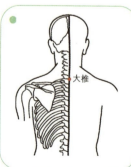
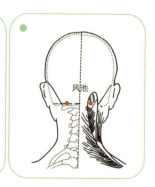

药膳调理

太子参鸡汤：太子参 30 克，红枣 25 克，枸杞子 15 克，鲜山药、胡萝卜各 50 克，鸡胸肉 200 克，盐少许。①太子参、红枣洗净后，装入纱布袋入锅；加水，大火煮沸后再转小火熬煮 40 分钟，取汤汁；

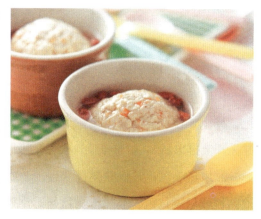

枸杞子洗净。②将鸡胸肉、胡萝卜、山药洗净后剁成泥，加入盐搅拌，捏成球状；放入小盅内，倒入备好的汤汁和枸杞子，用大火蒸约 15 分钟。本品可敛汗固表、健脾止泻。

咳嗽

外感六淫、脏腑内伤，影响于肺所致。

1. 风寒咳嗽：咽部瘙痒，咳嗽声音重浊，气急，痰液稀薄且呈白色，鼻塞并伴有清鼻涕流出，头痛，肢体酸痛，并伴有恶寒发热，但并无汗液排出。

2. 风热咳嗽：咳嗽频繁且气息粗，或咳嗽声音呈现嘶哑状态，痰液黏稠或呈稠黄色，喉咙干燥且伴有疼痛，口渴，鼻涕黄稠，头痛，肢体酸痛，恶风发热。

3. 风燥咳嗽：干咳且连声作呛，咽喉干燥且伴有疼痛，嘴唇和鼻子干燥，无痰液或痰液很少且难以咳出，呈丝状，痰中带血，鼻塞，头痛，略感寒冷，全身不适。

4. 痰湿咳嗽：咳嗽反复发作，咳声重浊，痰液黏腻，或痰液呈稠厚块状，痰液较多且易咳出，清晨或食用油腻食物后咳嗽加重，胸闷并伴有腹部胀满，咳嗽时胸部疼痛。

5. 痰热咳嗽：咳嗽时气息粗促，或在喉咙处可听到痰声，痰液黄稠，或带有腥味，难以咳出，或导致咯血和痰液混合，胸部和腰部感到胀痛，咳嗽时疼痛会更加强烈。

6. 肝火咳嗽：口部会觉得苦涩且咽部干燥，痰液较少且质地黏稠，或呈现絮状，难以咳出，胸部和腰部胀痛，咳嗽时疼痛增加，并且这些症状会随着情绪波动加剧。

7. 阴虚咳嗽：干咳，咳声短促，痰液少且呈现黏白色，或者痰中带血，口干，咽部干燥，或声音逐渐嘶哑，手足心热，午后潮热，颧骨处潮红，体形瘦弱憔悴。

1. 适当运动：注意锻炼身体，增强机体免疫力。

2. 做好保暖：冬天注意保暖，避免着凉加重症状。

3. 忌食刺激性食物：忌食辛辣等刺激性食物，忌烟、酒。

中药方剂

止嗽散：桔梗、荆芥、紫菀、百部、白前各 10 克，陈皮 5 克，甘草 4 克。将上药共研为末，每服 9 克，开水调服，食后临卧服。初感风寒时，可用生姜汤调服。适用于风邪犯肺型咳嗽。

三拗汤合止嗽散：紫苏、白前、百部各 12 克，荆芥、杏仁各 10 克，麻黄、陈皮、桔梗、甘草各 6 克。水煎服，每日 1 剂。适用于风寒袭肺而致的咳嗽，咽痒咳嗽声重，气急，咳痰稀薄色白。

穴位疗法

治疗咳嗽的穴位，比较重要的是咽喉部的天突穴，这个穴位对于缓解咽喉和气道的过度敏感都有不错的效果。如果是寒性的咳嗽，寒痰或清稀的痰引起呛咳时，可以在大椎、肺俞和大杼、风门等穴位做热疗，还可以拔罐、艾灸、穴位贴敷、按摩等。

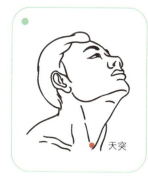
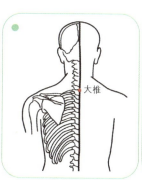
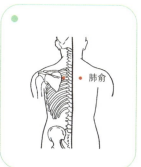

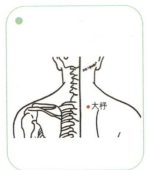
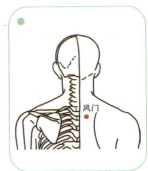

　　百合玉竹粥：大米 100 克，百合 20 克，玉竹 20 克。冰糖 2 大匙。百合去根，掰取百合瓣，用清水洗净，放入沸水锅内焯烫一下，捞出沥水。玉竹用清水浸泡并洗净，改刀切成 4 厘米长的小段；大米淘洗干净。把百合瓣、玉竹段放入净锅内，再加入大米和适量清水。把锅置旺火上烧沸，用小火煮 45 分钟至粥熟，加入冰糖煮至溶化，出锅即成。本品具有养心安神、润肺止咳的功效，对病后虚弱

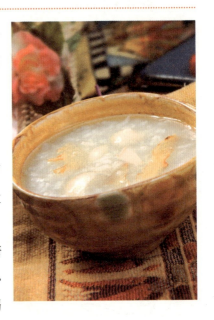

的人非常有益；还可以润肺止咳、养胃生津，对于燥咳，肺胃阴伤，咽燥干渴，干咳痰少而黏，或发热，热病灼伤胃津，口燥烦渴。

哮喘

多因身体虚弱、痰浊内盛和感受风寒、风热之邪而导致痰阻气道。

1. 寒哮：呼吸急促，喉间有哮鸣声，胸膈满闷，咳嗽较轻，痰量少且颜色白而稀薄并有泡沫，或呈黏沫状，面色多晦暗带青色，形寒怕冷，口不渴或喜欢热饮。

2. 热喘：喘息声音粗重，气息急促，喉间痰鸣响如吼叫声，胸部和胁部胀满，咳嗽阵发性发作，咳痰黏稠且颜色呈黄色或白色，经常心烦不安，汗液流出，面色红润，口苦，口渴喜饮，并不恶寒。

3. 肺虚哮喘：常有自汗、畏风、易感冒等症状，天气变化时更甚。痰液色白而清稀，面色苍白。舌质淡，舌苔薄白，脉搏细弱或虚大。

4. 脾虚哮喘：食欲下降，有腹胀和脘腹痞满感。大便溏稀，或因进食油腻食物而容易腹泻。经常感到倦怠乏力，气息短浅。舌质淡，舌苔薄白或白滑，脉搏细软。

5. 肾虚哮喘：平静时呼吸短促，活动后更甚。吸气时感到不畅，心中易有慌乱感。偶尔有头部转动时耳鸣，腰部、腿部酸软无力。畏寒肢冷，自汗，面色苍白。舌质胖嫩，舌苔淡白，脉搏沉细。

健康指南

1. 合理饮食：保持营养均衡，多吃富含维生素和抗氧化物质的新鲜果蔬。

2. 避免接触过敏原：常见过敏原包括尘螨、花粉、动物皮毛等，患者应尽量避免接触此类物质，保持室内清洁，定期清洗床单、被罩等家居用品。

3. 避免吸烟和刺激性气体：患者宜戒烟，同时避免接触烟雾和刺激性气体。

4. 适当运动：适当运动能增强机体免疫力，有助于预防哮喘发作。但要注意避免剧烈运动，以免引起哮喘发作。

5. 保持心情愉悦：情绪波动大容易导致哮喘发作。患者要保持心情愉悦，避免过度紧张和焦虑。

6. 定期复查：哮喘患者要定期到医院复查，以便医生根据病情调整治疗方案。

7. 规律用药：哮喘患者要严格遵医嘱用药，不能擅自停药或更改用药剂量。同时注意观察药物不良反应。

中药方剂

射干麻黄汤：紫菀、款冬花各 12 克，射干、麻黄、半夏、生姜、五味子、甘草各 6 克，细辛 3 克，大枣 3 克。水煎服，每日 1 剂。适用于寒哮。

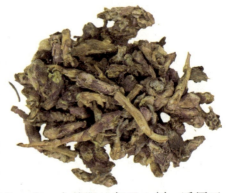

定喘汤：桑白皮 12 克，黄芩、紫苏子、款冬花、银杏各 10 克，麻黄、杏仁、半夏、甘草各 6 克。水煎服，每日 1 剂。适用于热哮。

穴位疗法

该病症多为痰饮内伏，由外感、内伤等诱因引发，导致气道阻塞、肺气升降失调。治疗时需分辨寒热虚实，发作期以祛邪为主，缓解期则注重扶正。可以在定喘穴、太渊穴和云门穴等穴位做艾灸。

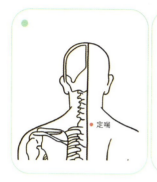
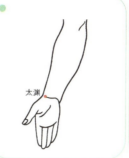
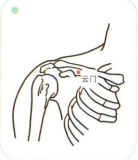

药膳调理

核桃乌鸡粥：乌鸡肉 200 克，核桃、大米、枸杞子、姜末、鲜汤、盐、葱花适量。核桃去壳，取肉；大米淘净；枸杞子洗净；乌鸡肉洗净，切块。油锅烧热，爆香姜末，下入乌鸡肉过油，倒入鲜汤，放入大米烧沸，放入核桃肉、枸杞子，先用文火将粥焖煮好，调入盐调味，撒上葱花即可。此方有润肺平喘之功效。

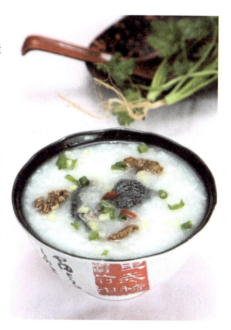

肺炎

主要有发烧、咳嗽、咳痰、胸痛、气促等症状。

1. 肺阴亏损：干咳少痰，声音嘶哑，痰中带血，胸痛，骨蒸潮热，手足心热，两颧发红，盗汗，形体消瘦，口干喜冷饮。舌红少津，脉细数。

2. 阴虚火旺：颧骨红热，潮热盗汗，咳嗽气急，痰少而黏，胸痛咯血，月经不调，消瘦乏力。舌绛苔剥，脉沉细数。

3. 气阴两虚：面色苍白，神疲体软，咳嗽无力，痰多清稀，畏风自汗。舌质淡，舌苔白，舌边有齿痕，脉沉细而数。

4. 阴阳两虚：气力不足，消瘦面黄，声音嘶哑，潮热盗汗，泄溏便急，痰白沫状或血痰，心悸气短，寡言少语，纳呆，自汗，滑精，闭经。舌苔黄燥，脉微细或虚大无力。

健康指南

1. 饮食调理：多吃富含蛋白质、维生素、矿物质的食物，如新鲜果蔬、瘦肉、蛋类等。同时减少辛辣刺激、油腻等食物的摄入，防止加重病情。

2. 多喝水：肺炎患者要多喝水，以保持呼吸道湿润，缓解咳嗽、痰多等症状。

3. 适当运动：太极、快走、慢跑等有氧慢运动能增强机体免疫力，有助于肺炎的康复。注意尽量避免激烈、强度大的运动，以免加重肺呼吸负担，影响肺炎病情或预后。

4. 戒烟、酒：肺炎患者应戒烟、酒，防止刺激呼吸道，加重病情。

夏枯草白茅根汤：夏枯草、白茅根各 60 克。水煎，分 2 次服，每日 1 剂。主治肺炎。

鱼腥草丸：鱼腥草 60 克，金银花、伸筋草（筋骨草）各 30 克。将上药晒干后研粉末，水泛为丸，如绿豆大小。每次 10 克，每日 3 次，小儿酌减。主治肺炎。

穴位疗法

取刮痧板，依次刮拭大椎穴、身柱穴、肺俞穴，以皮肤刮拭出痧为度。每日治疗 1 次。主治各型肺炎。

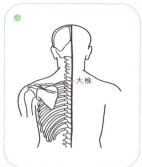
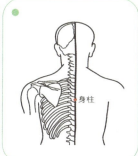
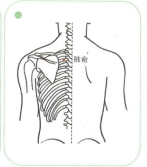

药膳调理

鱼腥草杏仁鸡蛋羹：鸡蛋清 4 个，薏米 150 克，鲜鱼腥草 100 克，甜杏仁 50 克，红枣适量，蜜糖适量。将薏米、甜杏仁、鱼腥草分别洗净；红枣去核、洗净；鸡蛋清放入大碗中搅拌均匀。将薏米、甜杏

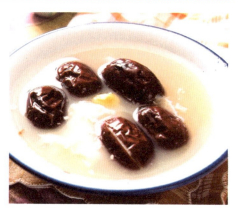

仁、红枣放入锅中，加入适量清水，置旺火上煮沸，再转小火煲约1小时。放入鱼腥草煲约30分钟，过滤后取汁，趁热冲入盛鸡蛋清的碗中，最后加入蜜糖调匀，放上红枣，即可上桌。本品具有清热解毒、消痈排脓、利尿通淋及抗菌、抗病毒的作用，是一种天然的抗生素；还能止咳平喘，润肠通便。可治疗肺病、咳嗽等疾病。

第三章

消化系统疾病

胃痛

腹胃脘部疼痛为主要症状。

1. 寒凝气滞：突发胃脘疼痛，痛势剧烈，遇温能缓解，遇寒则加剧。口不渴，喜热饮。舌苔薄白，脉象弦紧。

2. 胃热壅盛：胃脘部有灼热感并隐痛，口渴且喜冷饮，咽部干燥，可能伴随口臭、牙周肿痛、大便干结、小便短黄等症状。舌质红，舌苔黄厚，脉象洪大。

3. 饮食积滞：胃脘部胀满，疼痛拒按，打嗝并伴有酸味，嘈杂不安，呕吐或放屁后疼痛有所减轻，大便不爽。舌苔厚腻，脉象滑。

4. 肝气郁滞：胃脘部胀满，疼痛连及两胁，频繁打嗝，反酸，易叹息，大便不畅。情志不畅可能诱发该症状，同时伴随着心烦易怒。舌苔薄白，脉象弦。

5. 气滞血瘀：病程较长，胃脘部刺痛拒按，痛处固定。进食后疼痛加剧，部分患者可能伴随着呕血或黑便。舌质紫暗或有瘀斑，脉象细涩。

6. 脾胃虚寒：胃脘部疼痛隐隐，痛处喜按。空腹时疼痛更甚，进食后疼痛减轻。可能伴随着泛吐清水，喜温，大便溏薄，神疲乏力，或手足不温。舌质淡，舌苔薄白，脉象虚弱或迟缓。

健康指南

1. 规律饮食：饮食要注意营养均衡、少吃多餐、细嚼慢咽，一日三餐要按时。忌食生冷质硬、肥甘厚腻、煎炸、辛辣食物、饮料等。

2. 保持心情愉悦：情绪波动和压力会影响胃部健康，因此，胃痛患者要尽量保持心情愉悦，避免过度焦虑和紧张。适当做放松训练、深呼吸等，以缓解压力和改善情绪。

3.养成良好的生活习惯：如保证充足睡眠、避免过度疲劳、保持规律作息等。同时适当做散步、慢跑等有氧运动，以增强身体免疫力。

中药方剂

良附丸配方：高良姜（酒洗）、香附（醋洗）各9克。水煎服，每日1剂。此方温胃行气疏肝，祛寒止痛，主治气滞寒凝证。

白术白芍贝母方：炒白术、炒白芍、浙贝母、川楝子、精盐各10克，炙甘草3克，炙香附、炒枳壳、砂仁各6克，凤凰衣5克。上药研细末，1~3岁每次服1~2克，4~6岁每次服3~4克，温开水调服，每日2次。主治消化性溃疡之肝气犯胃证。

穴位疗法

艾灸中脘穴、下脘穴、梁丘穴、内关穴、足三里穴等15~20分钟。主治脾胃虚寒型胃痛。

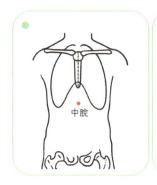
中脘

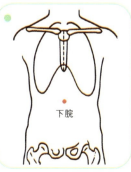
下脘

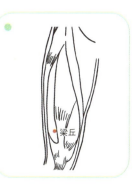
梁丘

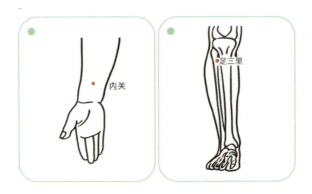

药膳调理

山药猪胰汤：猪胰脏 200 克，山药 100 克，红枣、生姜各 10 克，葱 15 克，盐 6 克。猪胰脏洗净，切块；山药洗净，去皮，切块；红枣洗净，去核；生姜切片；葱切段。锅中注入水烧开，放入猪胰脏，稍煮片刻，捞起。猪胰脏、山药块、红枣、生姜片、葱段放入砂锅内，加水煲 2 小时，调入盐即可。此汤具有健脾补肺、益胃补肾的功效。

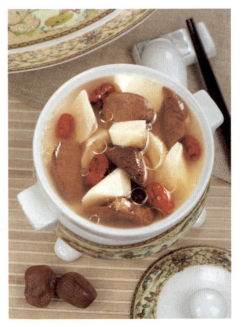

慢性胃炎

由不同病因导致的胃黏膜慢性炎症。

1.肝胃不和型：胃脘胀痛或痛串两胁，伴有嗳气频繁和嘈杂泛酸，部分患者出现胃黏膜急性活动性炎症或胆汁反流。舌质淡红，舌苔薄白或白厚，脉弦。

2.脾胃虚弱（包括虚寒）型：胃部隐痛，喜按喜暖，食后胀闷痞满，食欲减退，大便溏稀，四肢无力。其次，胃黏膜红白相间，以白为主，胃液分泌偏少。舌质淡红，舌苔薄白或白，舌边有齿痕，脉象沉细。

3.脾胃湿热型：胃脘灼热胀痛，口苦口臭，尿黄，脘腹痞闷，渴不欲饮。其次，胃黏膜急性、活动性炎症、充血糜烂明显。舌质红，边尖深红，舌苔黄厚或腻，脉滑或脉紧。

4.胃阴不足型：胃脘有灼热疼痛感，同时伴有口干舌燥、大便干燥。此外，还可能表现出胃黏膜片状红白相间，胃黏膜变薄、干燥，黏液少，胃酸偏低等症状。舌质红润但津液不足，或有裂纹，脉象可能细弱或弦细。

5.胃络瘀血型：胃脘疼痛有固定位置，不喜按压，胃痛持续日久不愈，伴有大便隐血阳性或黑血便。次要症状包括胃黏膜充血肿胀，伴有瘀斑或出血点。舌质暗红或紫暗，或有瘀斑，脉象弦涩。

健康指南

1.饮食调理：多吃清淡、易消化的食物，如稀饭、面条、水果等。同时避免食用刺激性食物和饮料，如辛辣、酸甜、较硬食物、肥甘厚腻之品等。建议少食多餐，避免暴饮暴食。

2.情绪调节：情绪波动和压力会影响胃部健康，日常应尽量保持心情愉悦，避免过度焦虑和紧张。

3.避免刺激：避免对胃部产生刺激的因素，如烟、酒、咖啡、浓茶等，同时避免受凉。

4.适当运动：可适当进行散步、慢跑等有氧慢运动，以增强机体免疫力。但不宜过度疲劳，防止加重病情。

中药方剂

柴胡疏肝散：白术、当归、茯苓、木香各15克，黄芩、柴胡、枳壳、香附、延胡索各12克，甘草6克。水煎服，每日1剂。主治慢性胃炎。

香砂六君子汤加减：党参、白术、茯苓各15克，陈皮、半夏、木香各10克，甘草6克，砂仁5克。水煎服，每日1剂。主治慢性胃炎。

穴位疗法

搓上巨虚穴、梁丘穴各1分钟。适用于慢性胃炎急性发作。可刮拭中脘穴，再刮拭前臂内关穴；最后刮拭足部公孙穴。能调理脾胃，缓解慢性胃炎相关症状。

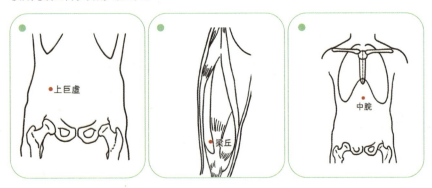

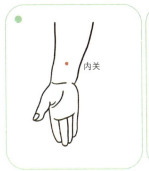

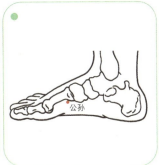

山药冬菇瘦肉粥：山药、冬菇、猪瘦肉各 100 克，大米 80 克，盐 3 克，葱花 5 克。冬菇用温水泡发，切片；山药洗净，去皮，切块；猪瘦肉洗净，剁成末；大米淘净。锅中注水，下入大米、山药块，大火烧开煮至粥冒泡

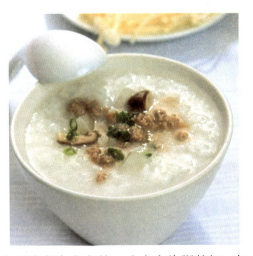

后，下入猪瘦肉末、冬菇，煮至猪瘦肉末变熟。改小火将粥熬好，加入盐调味，再撒上葱花即可。山药有补脾养胃、助消化的功效；冬菇有补肝肾、健脾胃、益气血、益智安神的功效。本品适合脾胃虚弱、食少体倦、泄泻者食用。

胃下垂

是指胃小弯的最低点位于髂嵴连线下方。

1. 脾虚气陷证：面色苍白，纳呆，脘腹胀闷，肠鸣，大便溏稀，小便清长，四肢不温。舌质淡，舌苔白腻，脉沉缓。

2. 胃阴不足证：面色潮红，胃部隐痛或灼痛，胃内嘈杂，口干舌燥，大便干燥秘结，小便短赤。舌红少津或有裂纹，舌苔少或无舌苔，脉细数。若兼瘀血内停，则可见舌质紫红或有瘀点、瘀斑；若兼有气滞，则可见脘腹胀满不舒；若兼有气虚，则可见神疲乏力。

健康指南

1. 少食多餐：每日 4 ~ 6 餐为宜。

2. 细嚼慢咽：能增强胃蠕动、促进胃排空、缓解腹胀不适。

3. 食物细软、清淡：日常饮食要细软、清淡、易消化。减少刺激性强的食物摄入，如辣椒、白酒、咖啡、可乐、浓茶等，防止胃下垂患者的反酸、胃灼热症状加重。

中药方剂

茯苓枳壳黄芪方：茯苓 35 克，枳壳、黄芪各 20 克，白术 12 克，佛手、升麻、炙甘草、肉桂各 9 克。每日 1 ~ 2 剂，水煎 15 分钟，过滤取药液，加水再煎 20 分钟，再过滤取药液，2 次水煎液兑匀，分服。主治胃下垂餐后腹胀。

穴位疗法

取刮痧板，先点揉百会穴，再刮拭脾俞穴、胃俞穴；后刮拭中脘穴、气海穴；最后刮拭足三里穴。刮拭应以出痧为度。每日或隔日治疗 1 次。健脾益气，升阳举陷。主治胃下垂。

双手握拳，将拳背第 2、第 3 掌指关节放于脾俞穴、胃俞穴上，适当用力揉按 0.5 ～ 1 分钟。主治胃下垂。

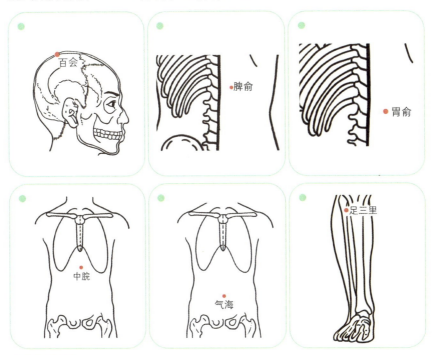

药膳调理

白术猪肚粥：白术 12 克，升麻 10 克，猪肚 100 克，大米 80 克，盐 3 克，鸡精 2 克，葱花 5 克。大米淘净；猪肚洗净，切成细条；白术、升麻洗净。大米入锅，加适量清水，以旺火烧沸；下入猪肚、白术、升麻，转中火熬煮。待米粒开花，改小火熬煮至粥浓稠，加盐、鸡精调味，撒上葱花即可。此粥具有补脾益气、健胃消食的功效。

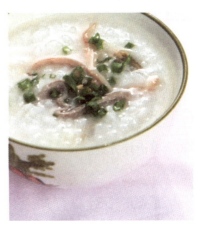

腹泻

指排便次数增多，粪便稀薄，或排出水样便。

1. 寒湿腹泻：大便稀薄如水，肠鸣音明显，伴有腹痛、恶心、呕吐、食欲不振等症状。

2. 湿热腹泻：腹泻时腹痛急迫，水样大便，且排便时感觉排不尽，肛门周围有灼热感，小便短赤。

3. 食滞腹泻：因饮食过量或摄入不易消化的食物所致，肠鸣音亢进，排便物带有腐败酸臭味，并伴随着嗳气、反酸等症状。

4. 脾虚腹泻：腹泻反复发作，大便时溏时泻，伴有不消化的食物，食欲减退，饭后腹胀不适，进食油腻食物后大便次数增多。

5. 阳虚腹泻：黎明时分出现腹部疼痛，肠鸣音明显，随即腹泻，水样大便，腹部喜温，伴有形寒肢冷、腰膝酸软等症状。

健康指南

1. 饮食调理：尽量选择清淡、易消化的饮食，如稀粥、蒸蛋等。避免油腻、辛辣、生冷等刺激性食物的摄入，防止加重腹泻。同时注意确保水分摄入，预防脱水。

2. 保持良好卫生习惯：如勤洗手、不喝生水、不吃过期食品等，有助于预防腹泻。

3. 定期复查：慢性腹泻患者要定期复查，以便及时发现病情变化和调整治疗方案。

中药方剂

藿香正气散：茯苓 20 克，藿香、白术、陈皮、厚朴、大腹皮、紫苏、白芷、桔梗各 10 克，半夏 6 克。适用于寒湿泄泻。

葛根黄芩黄连汤：葛根 20 克，黄芩 10 克，黄连、甘草各 6 克，水煎服，每日 1 剂。适用于湿热泄泻。

穴位疗法

取刮痧板，先刮拭脾俞穴、肾俞穴、大肠俞穴；再刮拭腹部中脘穴、气海穴、天枢穴；最后刮拭下肢足三里穴。刮拭施补法，以出痧为度。每日或隔日治疗 1 次。缓解各种腹泻。

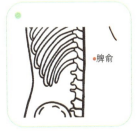
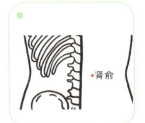
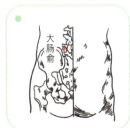

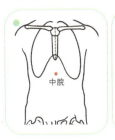
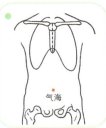
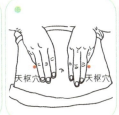
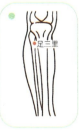

药膳调理

陈皮鸽子汤：陈皮 10 克，怀山药 30 克，干贝 15 克，鸽子 1 只，猪瘦肉 150 克，蜜枣 3 枚。陈皮、怀山药、干贝洗净，浸泡；猪瘦肉、蜜枣洗净，猪瘦肉切块。鸽子去内脏，洗

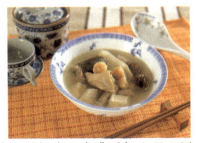

净，斩块，汆水。将清水 2000 毫升放入瓦煲内，煮沸后加入以上用料；大火再煮沸后，改文火煲 3 小时，加盐调味即可。此汤具有补脾健胃、缓解腹泻症状的作用。

呕吐

指食物或痰涎由胃部向上逆行至口腔并被排出的情况。

1. 外邪侵袭：身体突然受到外邪侵袭时，会出现呕吐症状，同时伴随着发热、恶寒、头晕、头痛、身痛、胸脘满闷等症状。舌苔白腻，脉搏濡缓。

2. 饮食停滞：当饮食不当或过量时，会导致食物在胃内停滞，进而引发呕吐。呕吐物酸臭，同时可能伴有腹胀、胸脘满闷、嗳气、厌食等症状。大便多臭秽或秘结或溏薄。舌苔厚腻，脉滑。

3. 痰饮内停：体内痰液内停时会导致呕吐，并带有痰涎。胸脘满闷，不思饮食，可能伴有头晕、心悸等症状。舌苔白腻，脉滑。

4. 肝气犯胃：肝气郁结或亢进时会犯胃，导致呕吐泛酸。频繁嗳气，胸胁闷痛，可伴随着头晕、头痛等症状。舌边红色，舌苔薄腻，脉搏呈弦象。

5. 脾胃虚寒：脾胃虚寒时，饮食稍不慎则会引起呕吐。同时可能出现面色苍白、神倦乏力、四肢不温、便溏等症状。舌质淡色，舌苔薄白，脉濡弱。

6. 胃阴不足：胃阴不足时，呕吐会反复发作。并可能出现咽干口燥、虽然饥饿但无法进食的症状。舌红少津，脉细数。

健康指南

1. 饮食调理：呕吐患者饮食要以清淡、易消化为主，尽量避免食用油腻、辛辣、生冷等刺激性食物。

2. 药物调理：如果呕吐症状比较严重，可在医生指导下使用适当的药物缓解症状，找出引发呕吐的主要病因，对症治疗。

3.精神调理：保持心情愉悦，避免过度焦虑和紧张，有助于缓解呕吐症状。

中药方剂

生姜止呕方：生姜 5 片，醋 250 克，红糖 50 克，沸水冲泡 10 分钟，随时多次饮服。适用于寒邪呕吐者。

柿蒂芦根饮：赭石、芦根各 15 克，旋覆花、柿蒂各 10 克，水煎取汁，随时多次温服。适用于胃热呕吐者。

胃中素热方：山栀仁（炒黑）、陈皮各 10 克，竹茹 5 克，水煎300 毫升，入姜汁 15 毫升，温服。适用于胃中素热、恶心、呕吐者。

藿香安胃散：藿香、厚朴、苍术各 10 克，陈皮 6 克，甘草、半夏各 5 克，姜 7 片，枣 2 枚，水煎取汁 200 毫升，温服。适用于呕吐不止者。

穴位疗法

取大黄、丁香、甘草各 30 克。上述药物共同研磨成细末，并经过筛网筛选。取 30 克药末均匀撒布在 3 张黑膏药的中间部分，然后分别敷贴在神阙穴、中脘穴、胃俞穴。每日 1 次，连用 2 日。适用于胃中有热，食后即呕吐者。

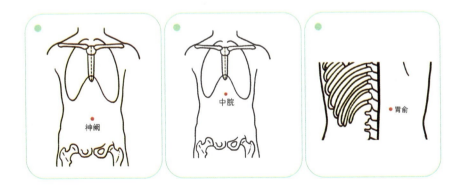

取胡椒 10 克，绿茶 3 克，酒曲 2 个，葱白 20 克。将上述药物共同捣烂成糊状，分别摊平在 4 块直径为 3 厘米的圆形塑料布或油纸上。使用时将药物敷贴在中脘穴、膻中穴、期门穴，并用胶布固定。每次敷贴 6 ~ 12 小时，每日 1 次。适用于肝气犯胃所致的呕吐。

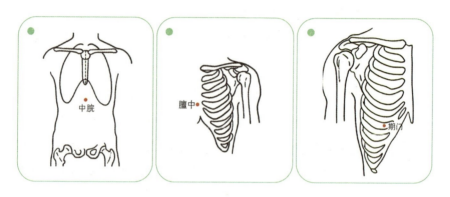

药膳调理

橘皮粥：橘皮 15 克，粳米 50 克，葱花 2 克。橘皮切细末。粳米入锅，加水煮成粥。粥熟时放入橘皮末，稍煮片刻，撒上葱花即可。橘皮是芸香科植物橘类的果皮，有理气健脾、燥湿化痰的功效，能治疗因脾胃气滞所致的厌食。其与粳米煮粥，有顺气健胃、化痰止咳的功效，对脾胃

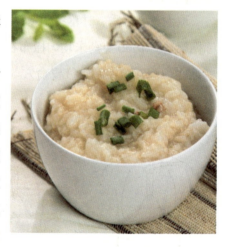

气滞、脘腹胀满、消化不良、食欲不振、恶心、呕吐等症有良好的治疗作用。

便秘

指粪便在肛管内通过困难、运出时间延长、排出次数减少，粪质硬结。

1.热秘：大便干结，腹胀、腹痛，口干、口臭，面红心烦，小便短赤。

2.气秘：大便干结，或不甚干结，欲便难出，肠鸣矢气，腹中胀痛，胸胁痞满。

3.冷秘：大便艰涩，腹痛拘急，胀满拒按，手足不温。

4.气虚秘：大便不干硬，虽有便意，但排便困难，用力则汗出短气，便后乏力。

5.血虚秘：大便干结，面色无华，头晕目眩，心悸气短，健忘。

6.阴虚秘：大便干结如羊屎状，形体消瘦，头晕耳鸣，两颧红赤，心烦少寐，盗汗。

7.阳虚秘：大便干或不干，排出困难，小便清长，四肢不温，腹中冷痛，或腰膝冷痛。

健康指南

1.饮食调理：多食用富含膳食纤维的食物，如新鲜果蔬、粗粮等，以促进肠道蠕动。同时适当增加水的摄入，以保持肠道湿润。避免过食油腻、辛辣、易上火的食物，防止加重便秘。

2.运动调理：适当的运动能促进肠道蠕动，缓解便秘症状。避免久坐或卧床不起。

3.心理调理：保持乐观的心态，避免过度焦虑和压力，以免影响肠道蠕动，加重便秘。

生地当归党参方：生地黄、当归、党参、火麻仁各 15 克，枳壳、桃仁各 10 克，川芎、柏子仁各 8 克，甘草、槟榔各 5 克。每日 1 剂，水煎 15 分钟，过滤取汁，加水再煎 20 分钟，去渣，2 次煎液兑匀，分服。便后肛门疼痛者，加生地榆、防风各 10 克；数日不大便者，加生麦芽 15 克，肉苁蓉 10 克；大便带血者，加槐花、阿胶各 10 克；阴虚血热者，加地骨皮 10 克，重用生地黄。主治产后便秘。

一贯煎：生地黄 18 ~ 30 克，枸杞子 9 ~ 18 克，北沙参、麦门冬、当归身各 9 克，川楝子 4.5 克。水煎服，每日 1 剂。主治便秘。

穴位疗法

取刮痧板，先刮拭脾俞穴、大肠俞穴；再刮拭中脘穴、气海穴、天枢穴；再刮拭支沟穴；最后刮拭足三里穴、上巨虚穴。刮拭应以出痧为度。每日或隔日治疗 1 次。通调腑气，润肠通便，主治便秘。

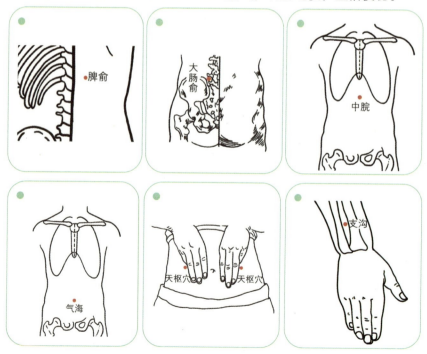

脾俞

大肠俞

中脘

气海

天枢穴 天枢穴

支沟

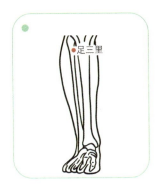

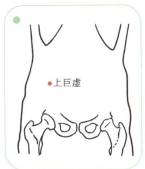

药膳调理

丹皮杏仁茶：牡丹皮 9 克，杏仁 12 克，枇杷叶 10 克，绿茶 12 克，红糖 20 克。将杏仁用清水洗净，晾干，碾碎，放入杯中。将牡丹皮、绿茶、枇杷叶分别用

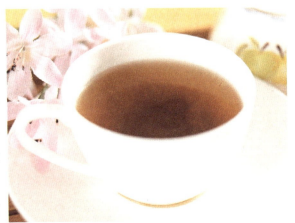

清水洗净，再一起放入锅中，加入适量清水，煎汁，去渣。加入红糖溶化，倒入杯中饮服即可。本品可活血消瘀、止咳化痰、和胃止呕，对外感咳嗽、喘满、喉痹、肠燥便秘、经闭有食疗作用。

肝硬化

是多种肝脏损害的最终阶段，其最初特征是肝纤维化。

1. 湿热内阻：黄染鲜明，恶心呕吐，胸脘痞闷，纳差便结，胁肋灼痛。舌苔黄腻，脉弦滑或滑数。

2. 肝脾血瘀：胁痛固定，红痣血缕，胁下积块，面色晦暗。舌质暗紫有瘀斑，脉沉而涩。

3. 肝郁脾虚：胁痛急躁，口干苦，纳差便溏，乳房胀痛。舌质淡红，苔白或黄，脉弦细。

4. 脾虚湿盛：纳差胀满，便溏不畅，腹胀气短，恶心呕吐，自汗口淡，面色萎黄。舌质淡胖、有齿痕，舌苔薄白或腻，脉沉细或细弱。

5. 肝肾阴虚：腰痛眼干，五心烦热，耳鸣头晕，大便干结，小便短赤，口干咽燥。舌质红，舌苔少，脉细或细数。

6. 脾肾阳虚：纳差胀满，便溏不畅，腹胀气短，五更泻，腰痛腿软，阳痿早泄，耳鸣耳聋，形寒肢冷，小便清长。舌质淡胖，舌苔润，脉沉细或迟。

健康指南

1. 饮食调养：肝硬化患者要以高蛋白质、高维生素、高热量、易消化的食物为主，减少粗糙、坚硬、刺激性强的食物摄入，以防损伤胃黏膜。同时控制盐和水分的摄入量，防止加重腹水和水肿。

2. 休息和运动：肝硬化患者应充分休息，避免过度劳累和剧烈运动。代偿期可适度进行轻度体力活动，如散步、打太极拳等，以增强体质。失代偿期应以休息为主，活动量不能过大。

3. 避免感染：肝硬化患者要积极预防感染，如注意口腔卫生，避免接触传染病患者等。

4. 情绪调节：肝硬化患者应保持乐观、积极的心态，避免过度焦虑、抑郁等情绪影响病情稳定。

5. 定期复查：肝硬化患者要定期做肝功能、血常规、腹部 B 超等检查，以便了解病情变化，调整治疗方案。

中药方剂

地黄枸杞方：生地黄 18 ~ 30 克，枸杞子 9 ~ 18 克，北沙参、麦门冬、当归身各 9 克，川楝子 4.5 克。水煎服。适用于肝硬化。

双苓泽泻方：云苓 24 克，猪苓和泽泻各 12 克，白术、郁金、厚朴、青皮、干姜各 9 克，桂枝、广木香、砂仁各 6 克，甘草 3 克。水煎服，每日 1 剂。主治肝硬化伴有寒湿困脾证。

穴位疗法

以双手拇指指端着力，持续点按太冲穴，每次点按 30 秒，共点按 3 分钟即可。力度、幅度要持久、有力、均匀、柔和深透。此穴能激发肝经气血，清肝利胆，平肝潜阳。

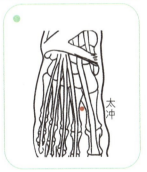

用手指缓缓按摩期门穴，按摩 3 ~ 5 秒钟后吐气，吐气时放手，吸气时再刺激穴道，重复上述操作，至产生酸麻感。可缓解肝硬化症状。

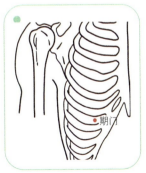

双手四指交叉，横置于膻中穴，两掌根按在两乳内侧，自上而下，稍用力推至腹股沟，共推20次。可缓解肝硬化症状。

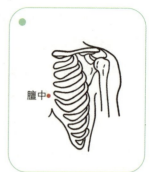

膻中

药膳调理

决明子鸡肝苋菜汤：苋菜250克，鸡肝200克，决明子15克，盐2小匙。苋菜剥取嫩叶和嫩梗，洗净，沥干；鸡肝洗净，切片，汆去血水后捞出，冲净。将决明子装入纱布袋，放入煮锅

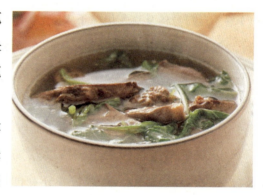

中，加水1200毫升熬汤，捞出药袋。在汤中加入苋菜，煮沸后下鸡肝片；再煮开，加盐调味即可。此汤可清肝明目、疏风止痛，对肝炎、肝硬化腹水、高血压有食疗作用。

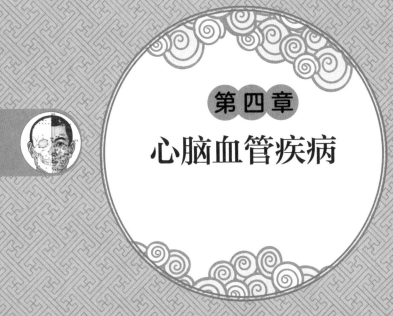

第四章

心脑血管疾病

中风

该病发病急骤，病情变化多端，常会留下后遗症。

1. 中风先兆：恶心，眩晕、肢体麻木，手足乏力，舌强，语言謇涩等。

2. 肝阳上亢型：半身不遂，肢体拘挛，口眼㖞斜，舌强语涩，面红目赤，头晕头痛，急躁易怒，口苦咽干，便秘溲赤。舌红，舌苔黄燥，脉弦有力。

3. 气虚血瘀型：半身不遂，肢体痿软伴疼痛，手足肿胀，气短乏力，言语不利。舌质淡，舌苔薄白，脉沉细或涩。

4. 痰热腑实型：半身不遂，口眼㖞斜，脘腹满闷，口渴喜饮，口黏痰多，便秘溲黄。舌质红，舌苔黄或腻，脉滑数或弦数。

5. 阴虚风动型：半身不遂，肢体麻木，手足蠕动，心烦失眠，眩晕耳鸣。舌红少苔，脉细数。

6. 风痰阻络型：半身不遂，口眼㖞斜，恶寒发热，头晕头痛，咳痰稀白。舌质淡红，舌苔薄白或滑，脉滑或弦。

7. 中脏腑之闭证：神志恍惚，嗜睡或昏迷，牙关紧闭，肢体强痉。阳闭者面赤气粗，喉中痰鸣，二便不通；阴闭者面色苍白，唇色暗淡，四肢不温。

8. 中脏腑之脱证：神志恍惚，嗜睡或昏迷，手撒口开，鼻息微弱，二便失禁，四肢不温。

健康指南

1. 饮食护理：控制总热量的摄入，坚持低脂、低胆固醇饮食，补充维生素和矿物质，多吃新鲜果蔬、豆制品、乳类、蛋类、豆类等，多喝水。伴有吞咽困难的患者，食物应送入健侧舌根处，重症患者可能需要鼻饲饮食。

2. 心理护理：家属应关心尊重患者，避免其情绪激动，同时鼓励患者树立信心。

3. 康复锻炼：偏瘫侧每个关节都要充分活动，以改善血供，防止挛缩。锻炼应从被动运动到主动运动，从大关节到小关节运动。同时促进瘫痪肢体的血液循环，防止深静脉血栓形成，促进肌力与关节活动度恢复，防止肢体挛缩变形，使患者达到生活自理或部分自理的状态。

4. 日常生活调理：按时作息，避免久坐、久站，定期体检，如有异常情况要立即就医。同时注意保持患者身体的卫生，以免发展成褥疮。

中药方剂

补阳还五汤：生黄芪 30 克，当归、桃仁、赤芍、川芎、炙地龙、红花各 15 克。水煎服，每日 1 剂。适用于气虚血瘀型脑卒中而致的肢体功能严重受损。

八味顺气散：茯苓、陈皮各 15 克，人参、白术、白芷、乌药、青皮各 10 克，甘草 8 克。此方适用于气滞经络型脑卒中后出现的偏瘫症状。

当归石膏方：当归、石膏各 15 克，川芎、白芍、白术、菊花、桔梗、荆芥穗、连翘、黄芩、寒水石各 10 克，砂仁、薄荷、滑石、大黄各 5 克。此方适用于邪热壅盛型脑卒中而出现的半身不遂。

穴位疗法

取刮痧板，先点揉或刮拭百会穴、风池穴；再刮拭背部的心俞穴、肝俞穴、肾俞穴；然后刮拭上肢的曲池穴、合谷穴；最后刮拭下肢的环跳穴、足三里穴、阳陵泉穴、丰隆穴、三阴交穴，以出痧为度。每日或隔日治疗 1 次。适用于中风患者。

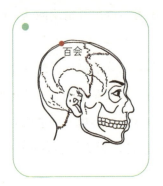

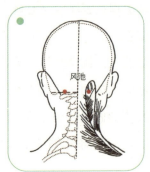

　　猪肺薏苡仁粥：粳米 100 克，薏苡仁 100 克，猪肺 100 克，盐 2 克，清水 2000 毫升。将猪肺反复冲洗干净，切成小块，用开水略烫后捞出；薏苡仁、粳米淘洗干净，薏苡仁用水浸泡 5 小时，粳米浸泡半小时，分别捞出，沥干水分。锅中加入约 2000

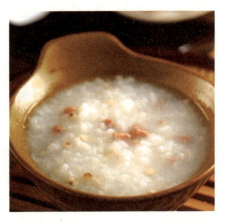

毫升清水，将薏苡仁、粳米放入，用旺火烧沸；放入猪肺块，然后改小火慢慢熬煮。粥将成时下入盐，搅拌均匀即可盛出食用。本品能降低血中胆固醇及三酰甘油含量，可预防高脂血症、高血压、中风、心血管疾病。

低血压

指动脉收缩压＜90 毫米汞柱，舒张压＜60 毫米汞柱。

（1 毫米汞柱≈133 帕）

1. 痰湿型低血压：患者发生头晕时，经常有痰，口干、舌苔黄腻。

2. 血虚型低血压：患者有头晕、乏力、脸色发黄或苍白。

3. 气虚型低血压：患者在发生眩晕时，并伴有神疲乏力的症状，或者稍微活动就出汗。

4. 瘀血型低血压：头疼、头晕、恶心、呕吐等症状。

5. 肝郁型低血压：面色潮红、心情烦躁不安、睡眠不好。

健康指南

1. 饮食调理：少食多餐，适当减少盐的摄入量；适当增加易消化富含蛋白质食物的摄入。禁止饮酒、吸烟。

2. 洗澡水温度不宜过热、过冷：过热会使血管扩张而降低血压，过冷会刺激血管使其收缩而增高血压。

3. 防止下肢血管扩张：有下肢血管扩张的老人可以穿有弹力的袜子、紧身裤，以加强静脉回流。

4. 多喝水：体格瘦小者，日常多饮水，有助于增加血容量。

中药方剂

补骨脂黄精方：补骨脂、黄精各 12 克，制附片、熟地黄、山茱萸各 10 克，枸杞子、肉桂、淫羊藿各 9 克。水煎汤，每日 1 剂，分 2 次服。主治肾精亏损型低血压。

当归黄芪白术方：当归 12 克，黄芪、白术各 10 克，党参、炙甘草、熟地黄、陈皮、葛根各9克。每日1剂，水煎，分2次服。失眠者，加酸枣仁、龙眼肉；心悸、自汗者，加麦冬、五味子；气短者，加升麻、柴胡；胸闷、脘痞、呕恶者，加法半夏、茯苓、天麻。主治心脾两虚型低血压。

泽泻、黄芪方：泽泻18克，黄芪15克，白术、生姜、川芎、茯苓各12克，桂枝、甘草各9克。每日1剂，水煎15分钟，过滤取药液，加水再煎20分钟，去渣，2次煎液兑匀，分服。头痛者，加川芎至30克；气短者，加党参15克；失眠者，加酸枣仁20克，耳鸣者，加石菖蒲、当归各15克。主治原发性低血压。

穴位疗法

用拇指、食指和中指按摩百会穴、素髎穴、天柱穴，按摩时需要动作轻柔，力度适中，每次按揉5～10分钟即可。主治血压低。

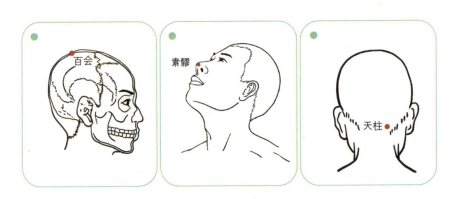

　　杨梅绿豆粥：糯米 150 克，绿豆 50 克，杨梅 10 颗，白糖 15 克，清水 2000 毫升。将糯米、绿豆淘洗干净，用水浸泡 3 小时，捞出，沥干水分。杨梅漂洗干净。锅中加入 2000 毫升清水，将糯米和绿豆一同放入，先用旺火烧沸，再改小火煮至米开花、豆

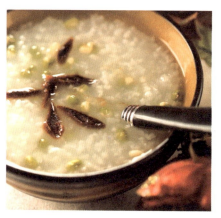

烂，最后加入杨梅、白糖搅拌均匀，盛入碗中即可。杨梅具有生津止渴、抑菌消炎、止泻、除湿、利尿的功效。此粥能清热解毒，生津止渴，缓解紧张情绪。

高血压

指动脉收缩压 ≥ 140 毫米汞柱，舒张压 ≥ 90 毫米汞柱。

1.肝阳上亢：眩晕，耳鸣，头部胀痛，口苦，失眠多梦，并会在过度劳累或情绪激动时加重，甚至可能导致突然昏倒，面色潮红，情绪急躁易怒，肢体麻木颤抖。

2.阴虚风动：平时就存在头晕耳鸣、腰酸等问题，突然出现口眼㖞斜、言语不清、手部活动不灵，甚至半身不遂。舌质红，舌苔油腻。

健康指南

1.养成良好的生活习惯：忌烟、酒，因为长期吸烟会导致动脉硬化，而短时间内大量地吸烟也会使血压升高；饮酒后会引起生理性高血压症状。因此，过量吸烟、喝酒都可诱发眼底血管病变。

2.预防高血压：血压偏高要及时就医，遵医嘱按时服药，一定要避免血压大幅度波动。

3.保持大便通畅：如有咳嗽症状，一定要及时治疗。因为中老年人的毛细血管很脆，反复用力过度咳嗽会引发血管破裂。

4.保持情绪稳定：兴奋的情绪容易使血压升高，悲伤的情绪会引起小血管痉挛，这些都是眼底血管病变的诱因。

5.高血压患者应积极控制血压。降低高血压是防治眼底病变最根本的措施，包括卫生教育、控制体重、运动和内科药物治疗。

中药方剂

天麻钩藤饮：钩藤（后下）、川牛膝各 12 克，山栀、黄芩、天麻、杜仲、益母草、桑寄生、夜交藤、朱茯神各 9 克，石决明（先煎）8克。水煎服，每日1剂。适用于肝风上扰型高血压。

通脉降压汤：丹参、夏枯草、益母草、桑寄生、珍珠母（先煎）各30克，川芎、牛藤、泽泻、菊花、草决明各15克，蝉蜕12克，木香10克。水煎服，每日1剂，分2次或3次温服。活血通脉，降压除眩。主治高血压。

穴位疗法

取白花蛇3条，蜈蚣9条，蝉蜕、地龙各9克，土鳖虫、黄连、白芥子、延胡索各6克，葛根15克，甘遂、细辛、三七各3克，麝香1克，姜汁适量。先将前12味药共研细末，装瓶备用。每次取药散35克，取适量姜汁调成膏状，做成7个药饼，中心放少许麝香末，贴在关元穴和双侧心俞穴、肾俞穴等穴位上，外盖塑料薄膜和纱布，用胶布固定。每日换药1次，每次贴8～12小时。主治高血压。

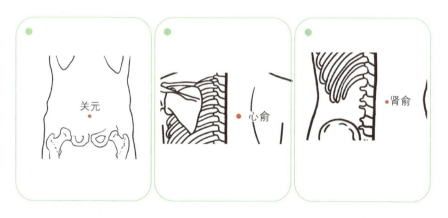

取刮痧板，由上而下，刮拭背部大椎穴、膈俞穴；然后再刮拭上肢曲池穴，下肢足三里穴，刮拭力度由轻到强，至出痧；最后点揉太冲穴。每日或隔日治疗1次。主治高血压。

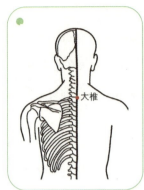

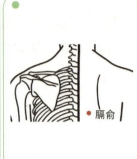

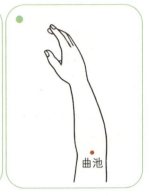

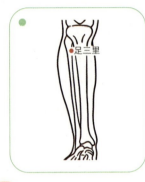

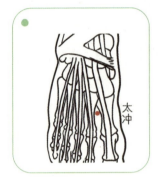

　　莲心香附茶：莲子心 3
克，香附 9 克。将莲子心、香
附分别用清水冲洗干净，再倒
入洗净的锅中。加入 350 毫升
水，先以大火煮开，转小火
慢煮至剩约 250 毫升，不必久
煮。取茶饮。本品可理气解
郁、强心降压、调经止痛，对
抑郁症、高血压、月经不调、经闭、痛经有一定的食疗作用。

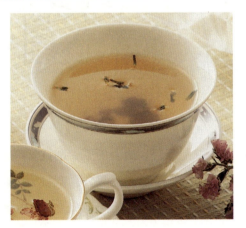

冠心病

属于"胸痹""厥心痛""心悸"等范畴。

1. 心血瘀阻：心脏疼痛像被刺扎、绞紧，痛感明确，夜晚更甚。当心痛延伸至背部，或背痛延伸至心脏时，会感觉十分痛苦。这种疼痛有时会放射到肩膀、背部，情绪激动或劳累时疼痛会加重，并感到胸闷。

2. 气滞心胸：胸口如同被一股气堵住般憋闷，有时隐痛，疼痛没有固定位置。遇到不开心的事情或想要打嗝或排气时，疼痛会加重。

3. 痰浊闭阻：胸口闷，且心脏疼痛并不明显。痰多导致呼吸短促。手足沉重，身材偏胖。遇到阴雨天会感到胸口更闷，更疲倦，食欲下降，且可能咳嗽并吐出痰来。

4. 寒凝心脉：心脏如同被绞紧般疼痛，痛至背部，喘气难受，尤其气候骤然变冷或感染风寒时容易发生或加重，并感到心跳加速，胸闷气短，手脚冷，出冷汗，面色苍白。

5. 气阴两虚：有时会感到胸部隐痛，时好时坏，心跳加速，稍动则喘气困难，疲倦乏力，声音低微，面色苍白，易出汗。

6. 心肾阴虚：心痛、憋闷，心烦意乱，无法入睡，腰膝无力，头昏耳鸣，口干但大便干燥。

7. 心肾阳虚：心跳加速而痛，胸闷气短，活动后更甚。常常自汗，面色苍白，精神倦怠怕冷，四肢冰冷、肿胀。

健康指南

1. 合理膳食：保持低脂、低盐饮食，多吃新鲜果蔬、豆类、豆制品，少吃动物内脏、肥肉、含油脂高的食物。

2. 改变生活习惯：戒烟限酒，注意防暑降温，起居有序。

3. 适量运动：增加日常活动量，避免久坐，以促进身体血液循环。

4. 减少精神压力：少生气，多交流，保持心态平和。

5. 控制病情：高脂血症者应坚持服用调脂药物，这是防治冠心病的基本方法。

中药方剂

双参白术方：太子参、丹参各 30 克，白术、茯苓各 15 克，陈皮、赤芍、麦冬各 12 克，半夏、五味子各 9 克，甘草 6 克。水煎服，每日 1 剂。气虚明显者，加党参、黄芪各 20 克；阳虚者，加淫羊藿、桂枝各 15 克；痰湿偏寒者，加远志、天南星各 10 克；偏热者，加瓜蒌、葶苈子各 10 克；阴虚者，加何首乌、南沙参、黄精各 10 克；阳亢者，加牛膝、罗布麻各 15 克。主治冠心病。

石决明枸杞桑寄方：石决明 25 克（先煎），钩藤、枸杞子、桑寄生各 15 克，杜仲、牡丹皮、瓜蒌、薤白各 12 克，天麻 10 克，红花 5 克。每日 1 剂，水煎，分 2 次服。主治阴虚阳亢型冠心病。

穴位疗法

取川芎、丹参、三七、葛根各 1 克，水蛭 0.8 克，麝香 0.2 克。上药共研细末，装瓶备用，注意避免泄气。使用时，取药末 5 克，分别敷于膻中穴、左心俞穴、虚里穴、内关穴，上面覆盖纱布，再用关节止痛膏固定。5 天换药 1 次，5 次为 1 个疗程。主治冠心病。

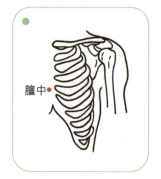

膻中

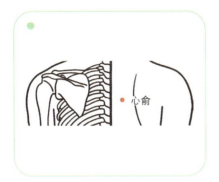

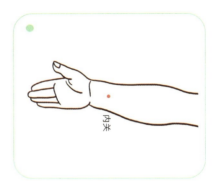

药膳调理

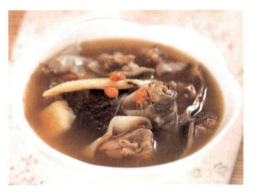

阿胶枸杞子炖甲鱼：甲鱼1只，山药30克，枸杞子6克，阿胶10克，生姜3片，料酒5毫升，清鸡汤700毫升，盐适量。甲鱼洗净，切成块；山药、枸杞子洗净，山药切片。把甲鱼块、清鸡汤、山药片、枸杞子、生姜片、料酒置于炖盅内，隔水炖2小时。放入阿胶，再继续小火炖30分钟，调入盐即可。此汤可滋阴补血、益气补虚，对月经不调、高血压、冠心病患者有食疗作用。

第五章

内分泌系统、
泌尿系统疾病

糖尿病

多种病因引起的慢性高血糖为特征的代谢性疾病。

1. 上消肺热津伤：口渴饮水多，口干舌燥，尿频且量多，烦热多汗。舌边尖红，舌苔薄黄，脉象洪数。

2. 中消胃热炽盛：多食易饥饿，口渴，尿多，形体消瘦，大便干燥。舌苔黄，脉象滑实有力。

3. 中消气阴亏虚：口渴引饮，多食与便溏并见，或饮食减少。脉象弱。

4. 下消肾阴亏虚：尿频且量多，尿液浑浊如脂膏，或尿甜，腰膝酸软，乏力，头晕耳鸣，口干唇燥，皮肤干燥、瘙痒。舌质红，舌苔少，脉象细数。

健康指南

1. 严格控制饮食：饮食中要富含碳水化合物、蛋白质、脂肪、膳食纤维，并注意控制各种碳水化合物的比例，做到少食多餐，适当增加摄入富含膳食纤维的食物。

2. 控制糖尿病，预防并发症：结合良好的生活习惯，如不吸烟，保持健康的体重等，能有效减少糖尿病并发症，必要时在医生指导下应用胰岛素。

3. 适当运动：选择慢跑、打太极拳等缓和的有氧运动，每次运动30分钟，每周至少5次。

中药方剂

黄芪子参方：黄芪50克，太子参40克，麦冬、黄精、山药、天花粉各30克，丹参20克，山茱萸、枸杞子、白术各15克，葛根、知母、黄连、全蝎、水蛭、红花、桃仁各 10 克，生甘草 6 克。每日 1 剂，水煎 3 次，合并药液，早、中、晚分服。主治糖尿病周围神经病变。

石膏知母枸杞方：生石膏 50 克，金樱子、天花粉、女贞子、枸杞子、知母各 25 克，麦冬、石斛、生地黄各 20 克，党参 15 克，五味子 10 克。每日 1 剂，水煎服。阳虚者，加山茱萸 15 克；血糖不降者，加苍术、玄参各 15 克；尿糖不降者，加黄芪、山药、粉草薢各 15 克。主治糖尿病。

双参黄芪方：太子参、黄芪、丹参各 20 克，当归、益母草、赤芍各 15 克，山药、玄参、苍术、牛膝各 12 克，白芍、地龙、泽泻、茯苓各 10 克，甘草 5 克。每日 1 剂，水煎 3 次，合并药液，分 3～4 次服。主治糖尿病肾病。

穴位疗法

糖尿病患者按摩中脘穴、神阙穴、气海穴、关元穴、涌泉穴、肾腧穴等穴位，能加速局部血液循环，减少末梢神经病变的发生，有助于糖尿病的调理。

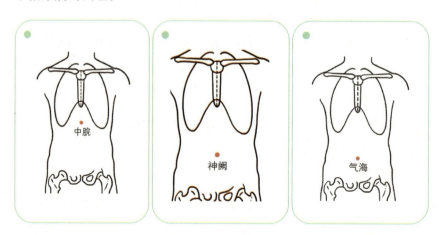

中脘　　神阙　　气海

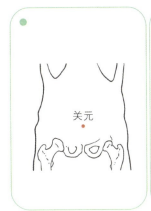
关元

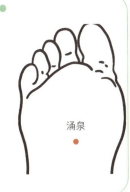
涌泉

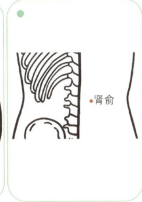
肾俞

药膳调理

陈皮蚌肉粥：粳米100克，蚌肉50克，皮蛋1个，陈皮6克，姜末、葱末各3克，盐2克。陈皮烘干，研成细粉。蚌肉洗净，剁成颗粒；皮蛋去壳，剁成颗粒。粳米淘洗干净，用冷水浸泡半小时，捞起。锅中加入适量冷水，将粳米放入，用大火烧沸，加入皮蛋粒、蚌肉粒，再用小火慢慢熬煮。待粳米软烂，加入陈皮粉、姜末、葱末、盐调味，再稍焖片刻即可盛起食用。本品有助于控制血糖水平。

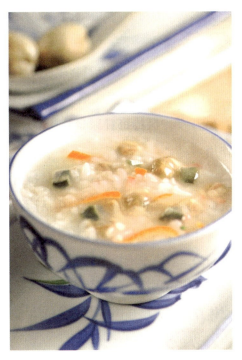

尿路感染

病原体在尿路中生长、繁殖而引起的感染性疾病。

1. 肾阴不足：低热盗汗，腰酸疼痛，头晕耳鸣，咽干唇燥，小便涩痛。舌红少苔，脉细数。

2. 湿热下注：起病较急，发热恶寒，尿频、尿急、尿痛，腰部酸痛，乏力烦渴，或有恶心呕吐。舌质红，舌苔黄或薄、黄腻，脉滑数。

3. 脾肾两虚：疾病日久，尿频，淋沥不尽，神疲面黄，纳呆食少，手足不温，大便溏薄，眼睑微浮。舌质淡胖，舌苔薄白，脉沉细无力。

健康指南

1. 饮食调养：多吃富含维生素 C 的水果，如橘子、柠檬、梅子汁等，酸化尿液。忌酒戒烟，少吃辛辣刺激之品。每天至少喝 1000 毫升温开水，保持每日尿量在 1500 ～ 2000 毫升，以加强尿流的冲洗作用。

2. 用淋浴代替盆浴：每晚坚持清洗会阴部，必要时用高锰酸钾清洗或坐浴。勤换洗内裤，性生活后及时排尿，以排出尿道内的细菌。女性注意保持阴部清洁干燥，避免潮湿。男性包皮过长者，宜每日清洗，必要时需手术切除包皮。

3. 规律生活：睡眠要充足，避免熬夜；保持良好的心态；平时注意体育锻炼，增强体质，增强机体抗病能力。

中药方剂

桂苓甘露散：滑石 120 克，炙甘草、石膏、寒水石各 60 克，茯苓、泽泻各 30 克，白术、肉桂、猪苓各 15 克。水煎服，可做汤剂，用量按原方比例酌减。适用于治疗暑湿尿路感染。

八正散加减：白花蛇舌草、珍珠草各 18 克，滑石、荠菜各 15 克，车前子、萹蓄、瞿麦各 12 克，石韦 10 克，栀子 9 克，大黄、甘草各 6 克。水煎服。湿热伤阴者，去大黄，加生地黄、知母；尿血者，选加大蓟、小蓟、白茅根。适用于尿路感染。

清肝利尿汤：柴胡、滑石各 15 克，黄芩、车前子、栀子、萹蓄、瞿麦各 12 克，甘草 6 克。水煎服。适用于尿路感染。

穴位疗法

艾灸气海穴、关元穴、八髎穴、肾俞穴、三阴交穴、太溪穴，每个穴位艾灸 20 分钟即可。适用于尿路感染。

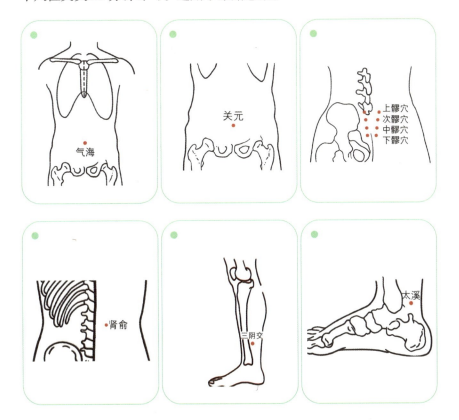

按摩阴陵泉穴、三阴交穴、肾俞穴、关元穴等穴位，每个穴位按摩 1～3 分钟即可。适用于尿路感染。

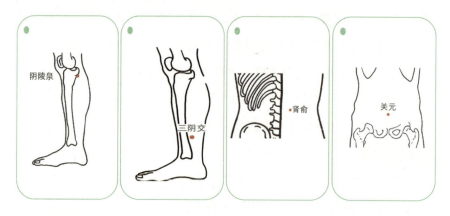

阴陵泉
三阴交
肾俞
关元

药膳调理

苦瓜牛蛙汤：苦瓜去籽洗净切厚片，用盐水稍泡；车前草、蒲公英洗净，备用。牛蛙洗净斩块，汆水备用。净锅上火，倒入清汤，调入盐、姜片烧开，下入牛蛙、苦

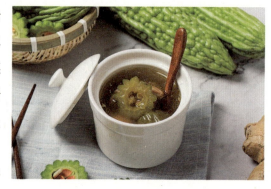

瓜、车前草、蒲公英，煲至熟即可。本品能泻火解毒、清热利尿，对心火下移小肠引起的尿路感染、前列腺炎均有疗效。

癃闭

各种原因导致排尿困难，小便量少，甚至点滴不出的一种疾病。

1. 肝郁气滞：小便不通或通而不畅，小腹胀急，胁痛，口苦。舌苔薄白，脉弦。

2. 瘀浊痹阻：小便滴沥不畅，或时而通畅，时而堵塞，小腹胀满疼痛。舌紫黯，或有瘀点，脉涩。

3. 肾气亏虚：小便不通或滴沥不畅，排出无力，腰膝酸软，精神不振。舌质淡，脉沉细弱。

4. 湿热下注：小便量少难出，点滴而下，严重时点滴不出，小腹胀满，口苦口黏，口渴不欲饮，大便不畅。舌质红，舌苔黄腻，脉沉数。

健康指南

1. 饮食调理：饮食有规律，少饮酒或不饮酒，忌食辛辣刺激性食物，忌饮浓茶等。

2. 规律生活：冬春、秋冬换季之时做好保暖，预防感冒；避免憋尿，晚饭后、临睡前少喝水，保持大便通畅。

3. 加强锻炼：适当运动能增强体质，延缓衰老。如健身气功、散步、慢跑等，但要避免劳累过度。

4. 定期检查：患者应定期到医院检查，如尿常规、肾功能等，以及时了解病情变化与治疗效果。

中药方剂

荜澄茄外敷方：荜澄茄 15 克，白颈蚯蚓 5 条，小田螺 5 个。拌饭捣泥，敷脐上。主治癃闭。

水杨前草木贼汤：水杨柳、车前草、木贼各 60 克。均用鲜品，水煎服，每日 1 剂。主治癃闭。

萹蓄老儿茶汤：萹蓄 10 克，老儿茶 3 克。煎汤内服，每日 1 剂。主治小便不通。

车前草苦瓜汤：车前草、苦瓜根各 10 克。水煎服，每日 1 剂。主治小便卒然不通。

穴位疗法

取刮痧板，先刮拭肾俞穴、膀胱俞穴；再刮拭腹部气海穴、关元穴、中极穴、归来穴；最后刮拭下肢阴陵泉穴。刮拭时施泻法，以出痧为度。每日治疗 1 次。主治癃闭。

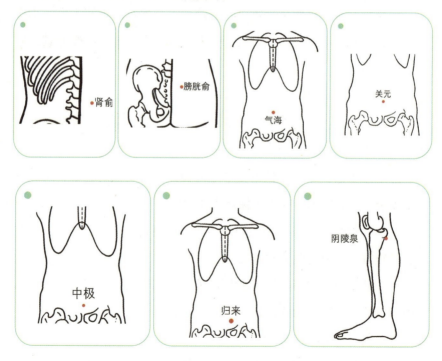

按摩足三里穴、脊中穴、三阴交穴、阴陵泉穴各 1 ~ 3 分钟。主治癃闭。

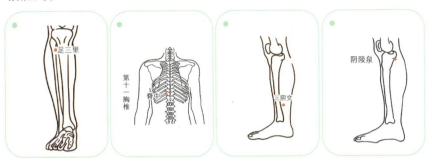

药膳调理

虫草炖雄鸭：冬虫夏草 5 克，雄鸭 1 只，姜片、葱花、陈皮末、枸杞子、胡椒粉、盐、味精适量。将冬虫夏草、枸杞子用温水洗净。雄鸭收拾干净，斩块，氽去血水，捞出

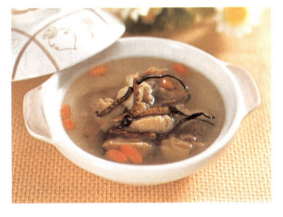

备用。将鸭块与冬虫夏草、枸杞子用大火煮开，再改小火炖软；加入姜片、葱花、陈皮末、胡椒粉、盐、味精调味即成。本品具有益气补虚、补肾强身的作用。

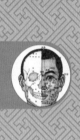

第六章

内、外科常见疾病

风湿性关节炎

风寒湿邪侵袭为本病发病的诱因。

1.行痹型风湿性关节炎：关节痛，痛点不固定，有时会怕风发热。

2.痛痹型风湿性关节炎：关节痛得厉害，痛点固定，遇冷更痛，遇热减轻，疼痛部位皮肤颜色不变，摸起来不热。

3.着痹型风湿性关节炎：身体关节酸痛，有沉重感，移动困难，有时会有肿胀，皮肤感觉麻木不敏感，阴雨天加重或发作。

4.热痹型风湿性关节炎：关节痛，局部红肿灼热，痛得不敢碰，关节活动不灵活，会累及多个关节，部分患者有发热、怕风、口渴烦闷。

健康指南

1.饮食调理：限制主食摄入，适量食用杂粮、新鲜果蔬、豆类、瘦肉、鸡蛋等。忌食辛辣食物、酒酪、糖和甜点、浓茶、浓咖啡，少喝粥。

2.注意保暖：避免长时间待在湿寒环境中。急性关节炎症期或伴有心脏病变的患者，要注意适当卧床休息，避免过度活动。日常可适当进行散步、慢跑、打羽毛球等有氧运动，以增强机体抗病能力。

中药方剂

地龙血藤方：地龙、鸡血藤各30克，白芍20克，络石藤、忍冬藤各15克，高良姜、当归、天麻、威灵仙、防风、桑枝、桂枝、川乌各10克，甘草6克。水煎服，每日1剂，分3次温服，10日为1个疗程。气虚者，加白参、黄芪各15克；湿甚者，加苍术10克，薏苡仁 15 克；肝肾亏虚者，加桑寄生 25 克；血瘀者，加川乌 6 克，牛膝 10 克。主治风湿性关节炎。

生地蚕沙方：生地黄、蚕沙各 30 克，威灵仙 15 克，乌梢蛇、秦 艽各 9 克。每日 1 剂，水煎服。疼痛明显者，加乌头、附子、乳香、 没药各 5 克；肿甚者，加当归、赤芍各 20 克；急性发作期，加茯苓、 车前子各 20 克；关节变形者，加黄精、玉竹、玄参、伸筋草各 15 克；有湿者，加薏苡仁 30 克，秦艽 15 克。主治风湿性关节炎。

穴位疗法

针灸以下穴位可治疗风湿性关节炎。

肩肘关节风湿：肺俞穴、曲池穴。

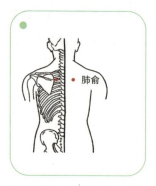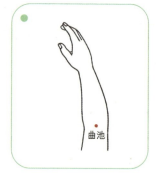

腕指关节风湿：外关穴、中渚穴、合谷穴。

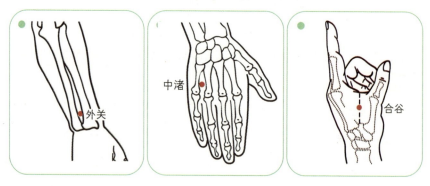

髋膝关节风湿：环跳、阳陵泉、大肠俞。

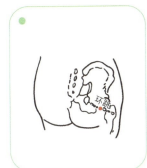
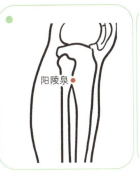
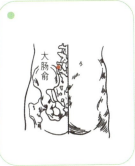

药膳调理

　　百合雪梨粥：雪梨、百合各20克，糯米90克，冰糖20克，葱花少许。雪梨去皮洗净，切片；百合泡发，洗净；糯米淘洗干净，泡发半小时。锅置火上，注入清水，放入糯米，用大火煮至米粒开花。放入雪梨、百合，改小火煮至粥成；再加入冰糖熬至溶化，撒上葱花即可。梨有生津止渴、止咳化痰、清热降火、养血生肌的功效。此粥适用于调理风湿、类风湿关节炎。

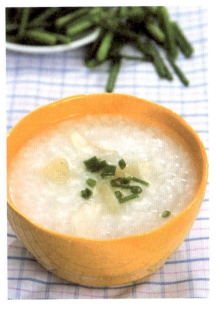

肩周炎

主要症状为颈肩持续疼痛，活动受限，遇冷加重。

1. 风寒侵袭：轻度疼痛，病程短，局部发凉，得暖或抚摩痛减，不影响上肢活动。舌苔白，脉浮或紧。

2. 寒湿凝滞：剧烈疼痛，向远端放射，昼轻夜重，病程长，因痛不能举肩，感觉寒冷、麻木、沉重、畏寒，得暖稍减。舌淡胖，舌苔白腻，脉弦滑。

3. 瘀血阻络：外伤或久病后肩痛，痛有定处，局部疼痛剧烈，呈针刺样，拒按，肩活动受限；或局部肿胀，皮色紫暗。舌质紫暗，脉弦涩。

4. 气血亏虚：肩部酸痛麻木，肢体软弱无力，肌肤不泽，神疲乏力，或局部肌肉挛缩，肩峰突起。舌质淡，脉细弱无力。

健康指南

1. 饮食调理：肩周炎患者应多吃高蛋白类食物，如鸡蛋、牛奶、排骨汤、猪蹄汤等，促进钙的吸收和肩关节的恢复。同时要注意少吃寒性食物。

2. 纠正不良姿势：经常伏案写作、双肩常处于外展工作或久坐人群，应注意纠正不良姿势，保持正确的坐、站、卧姿势，避免长时间维持同一姿势。

3. 肩部保暖：做好肩部保暖，避免肩部受到寒冷刺激，防止症状加重。春、秋、冬季节，睡觉时不宜露肩、直接吹强风，不宜长时间浸泡冷水等。

4. 适当运动：肩周炎患者可适当做肩部运动，如爬墙运动、摆臂运动等，防止肩关节局部组织粘连，改善肩部血液循环，缓解疼痛。

中药方剂

鸡血藤桑枝汤：桑枝、鸡血藤各 30 克，丹参、威灵仙各 15 克，桂枝、川芎、橘络、丝瓜络、香附各 12 克。每日 1 剂，水煎服。主治肩周炎。

黄芪桂芍汤：黄芪 30 克，白芍 15 克，当归、桑枝各 12 克，桂枝、防风、威灵仙、羌活各 10 克，甘草 6 克。水煎，每日 1 剂，分 2 次服。主治肩周炎。

穴位疗法

用拇指指腹按揉肩贞穴、肩髎穴等穴位。主治肩周炎。

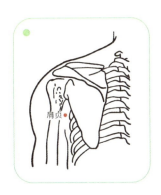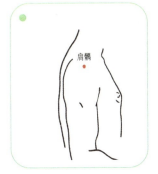

桑枝鸡汤：桑枝 60 克，薏苡仁 10 克，羌活 8 克，老母鸡 1 只，盐少许。将桑枝洗净后切成小片；薏苡仁、羌活洗净备用；鸡宰杀后洗净切块；桑枝、薏苡仁、羌活与鸡肉共煮至烂熟汤浓，调入少许盐即可。此方适用于肩周或上肢关节疼痛、麻木不舒等症。

白芍桃仁粥：粳米 60 克，白芍 20 克，桃仁 15 克。先将白芍水煎取液，约 500 毫升；桃仁去皮尖，捣烂如泥，加水研汁，过滤取汁；用 2 味汁液与粳米共同熬粥即可食用。此药膳适用于肩周炎晚期瘀血阻络者。

腰肌劳损

腰骶部肌肉、筋膜、韧带等软组织的慢性损伤。

1. 寒湿型：腰冷痛、沉重，转侧不利，静卧不减，阴雨天加剧。舌苔白腻，脉沉紧。

2. 湿热型：腰部热痛，炎热或阴雨天加重，活动后减轻，尿赤。舌苔黄腻，脉濡数。

3. 气血瘀滞型：腰背胀痛，痛无定处，如针刺、拘挛麻木，轻则俯仰不便，重则因痛剧不能转侧，拒按。舌有瘀斑，脉弦或涩。

4. 肾虚型：腰部酸痛乏力，喜按喜揉，足膝无力，劳更甚，卧则减轻，反复发作。舌苔白厚，脉沉细。

健康指南

1. 确诊腰肌劳损病因：如工作时姿势不良、弯腰过久、身体肥胖、腹肌力弱等，找出病因，积极纠正能缓解病症。

2. 注意护腰：防止腰外伤、过劳。进行重体力劳动、腰部剧烈运动时，应预先活动腰部，或用宽腰带保护腰部，防止腰肌劳损。做好腰部保暖，适当休息，同时对腰部热熨、按摩。

3. 积极进行腰背肌锻炼：适当的腰背肌锻炼能增强腰部肌肉的血液循环，以增强肌肉及韧带张力。

4. 及时治疗：急性腰扭伤或腰外伤时，应及时、有效地治疗，且彻底治愈，防止转为慢性腰痛。

5. 避免寒邪犯腰：不要睡在寒冷潮湿的地上，防止风寒湿邪侵犯腰部，使气机收敛，牵引作痛。根据气候变化随时增添衣服；出汗、雨淋后及时更换湿衣和擦干身体，防止受寒着凉。

中药方剂

鸡屎白麦麸方：鸡屎白、麦麸各 250 克。慢火炒热，加适量乙醇，混匀（布包），热敷患处，次日再炒热后加乙醇使用，连用 4 ~ 5 次。每日 1 次，7 ~ 10 日为 1 个疗程。适用于腰肌劳损、急性腰扭伤及关节炎。

甘姜苓术汤：干姜、茯苓各 12 克，甘草、白术各 6 克。将上述中药材研为粗末，用水 1000 毫升，煮取 600 毫升，过滤取汁。每日 1 服，每服 150 ~ 200 毫升，不拘时温服。主治腰肌劳损。

地龙散：肉桂、地龙、苏木、当归各 2 克，黄柏、甘草、独活各 3 克，麻黄 1 克，羌活 6 克，桃仁 6 个。上药研成细末，混筛和匀备用。每日 2 服，每服取药末 8 克，用温水送服。此方起活血化瘀的作用，主治跌打损伤，缓解瘀血停聚及腰、脊、胫、臂疼痛。

穴位疗法

用大拇指按摩腰阳关穴、肾俞穴、大肠俞穴、环跳穴等穴位，至产生酸胀感为度。缓解腰肌劳损疼痛。

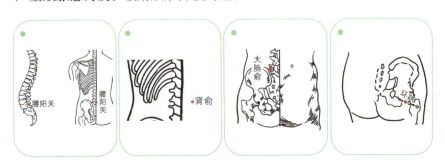

用双手拇指按揉肾俞穴、腰阳关穴、大肠俞穴、八髎穴等，至产生酸胀感为度，并配合腰部后伸被动运动数次。缓解腰肌劳损疼痛。

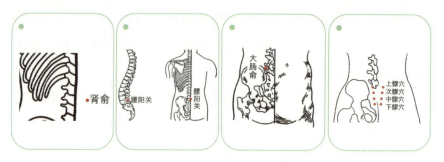

药膳调理

杜仲五味羊肾汤：杜仲 500 克，五味子 250 克，羊肾 1 对。将杜仲、五味子洗净后切碎，分成 14 剂，每天取 1 剂，以水 1000 毫升浸泡 3 小时，后煎取 600 毫升，过滤取汁，煮洗净的羊肾至熟。此汤适用于肾阳虚腰痛绵绵不愈者。

良姜猪脊骨粥：取猪脊骨 250 克，大米 120 克，薏苡仁 30 克，寄生 20 克，高良姜、杜仲各 10 克，生姜 10 片。将上述材料洗净后放入锅中（除猪脊骨、大米外）水煎取液，加入洗净的猪脊骨和大米，一同熬粥即可。此粥适用于腰肌劳损者。

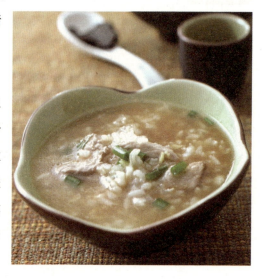

骨折

指骨头的完整性和连续性中断。

1. 损伤型骨折：多因外伤引起，表现为痛、肿、红、热、气急、烦躁，局部产生明显压痛和活动受限。舌质红，舌苔黄，脉弦数。

2. 风湿性骨折：多因风湿变证引起，疼痛多在关节附近，痛处会随着气候的变化加重，雨天疼痛更甚，活动时疼痛减轻。舌质淡红，舌苔白，脉浮弱。

3. 血瘀型骨折：多因血液瘀滞引起，疼痛持续较久，疼痛固定不移位，瘀斑明显。舌质暗红或紫暗，瘀斑明显处舌下静脉曲张，脉细涩。

4. 湿热型骨折：多因湿热蕴结而致，疼痛剧烈，骨折处红肿，触痛明显，伴有湿重感。舌质红，舌苔黄腻，脉滑数。

5. 肝肾阴虚型骨折：多因肝肾阴亏所致，疼痛难忍，骨折久不愈合，易复发。舌质红，舌苔少，脉细数。

健康指南

1. 饮食调理：骨折患者要多吃易消化、清淡，富含蛋白质、维生素的食物，如动物肝脏、肚、排骨汤、家禽类、蛋类、鱼类及豆制品、牛奶、新鲜果蔬等。

2. 皮肤护理：长期卧床，尤其是对石膏固定和截瘫的患者来说，要保持皮肤清洁、干燥，床单以纯棉、柔软的质地为主。截瘫患者要每2小时翻身1次，并用50%乙醇或滑石粉按摩受压部位，预防褥疮。

3. 正确使用便盆：卧床患者大小便需在床上使用便盆时，用枕头垫高上身；如果需长期卧床，可以将床边开洞口，将便盆放于洞孔下，臀部下方垫油布或塑料布，从洞口上缘下垂于便盆，保持洞口及其周围清洁。

4.预防压迫：保持伤肢功能位置，床上备支架，以免局部受压。在不影响骨折固定愈合的情况下，患者可借助他人扶持或双拐活动，活动量逐渐由小增大，切忌急躁。

中药方剂

䗪虫南瓜乳香方：土䗪虫、自然铜、南瓜子、乳香各9克。将土䗪虫醋浸炒干，自然铜醋淬7次，乳香去油，南瓜子炒后去皮，共研极细末。用白开水送服，成人每日6克（小儿减半），连服7日。主治骨折。

血竭铜花方：血竭30克，自然铜15克（烧红，醋煅），藏红花12克，乳香、没药、儿茶、地榆各9克，土䗪虫6克，珍珠3克。共研极细末，白开水送服，每次6克，每日1～2次。主治骨折。

穴位疗法

用指甲掐按三阴交穴，一掐一松，力度以舒适为宜。扶正固本，适用于骨折。

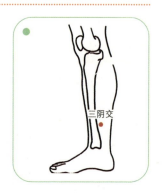

用筷子的圆头点按太冲穴、太溪穴、丘墟穴、阴陵泉穴，沿顺时针揉5分钟，力度以产生酸胀感但不疼为宜。活血化瘀，适用于骨折。

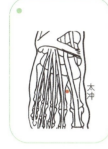
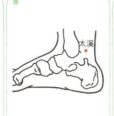
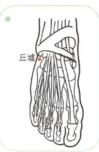
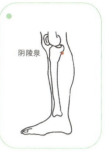

药膳调理

枸杞鱼头汤：鱼头1只（500克），白芷10克，枸杞15克，料酒10克，姜片5克，葱段10克，盐3克，味精2克，胡椒粉2克，香油20克，冷水2800毫升。将鱼头、白芷、枸杞、姜、葱、料酒同放炖锅内，加水，武火烧沸，再用文火炖30分钟，加入调味料调味即成。此方可补肝肾，益精血，强筋健骨，适用于虚羸、恶疮、骨折、骨质疏松等症。

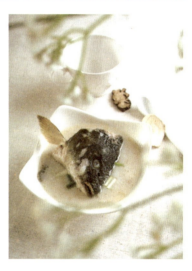

痔疮

直肠下端的血管、黏膜及支持结构发生改变或移位。

1. 气滞血瘀型痔疮：肛门内有东西突出，肛门紧缩，疼痛坠胀，甚至卡住，肛门周围水肿，触摸很痛，大便带血。这类情况可通过活血化瘀、顺畅肛门附近的血液流动改善症状。

2. 湿热瘀滞型痔疮：大便带血，颜色很红，大便时肛门有东西突出，可回纳，肛门坠胀或灼热疼痛，腹部胀，不想吃东西。

3. 脾虚气陷型痔疮：大便时肛门有东西突出，不能回纳，大便带血，颜色浅，肛门下垂，缺乏精力，不想说话，脸色不好，没有食欲，大便不规则。

健康指南

1. 饮食调理：多吃新鲜果蔬，少吃辛辣刺激性食物或油炸食物，避免大量饮酒；多喝水，水分摄入过少容易导致粪便干燥和大便秘结，每天饮水量不低于 1500 毫升。

2. 规律排便：养成每天定时排便的习惯，避免过多使用泻剂。

3. 座椅硬度适中：平时用的座椅硬度要适中，不宜久坐软椅。

4. 保持肛门清洁：每天用温水清洗肛门，勤换内裤，及时治疗直肠肛管炎性病变。

5. 适当运动：能促进胃肠蠕动，改善盆腔充血，防止大便秘结，预防痔疮。

6. 及时就医：发现痔疮应及时到正规医院做检查，切莫久拖不治，以免耽误疾病的最佳治疗期。

凉血地黄汤：生地黄、当归各 1.5 克，黄连、羌活、柴胡、升麻、防风各 0.9 克，黄柏、知母、藁本、细辛、川芎各 0.6 克，黄芩、荆芥穗、蔓荆子各 0.3 克，甘草 3 克，红花少许。水煎汤，每日 1 剂。主治风伤肠络型痔疮，表现为肛门肿物、大便带血或滴血、血色鲜红。

脏连丸（中成药，克数不详）：主要配方为黄芩、黄连、地黄、赤芍、当归、槐花、槐角、地榆炭、荆芥穗、阿胶。主治湿热下注型痔疮，表现为肛门肿物脱出、可自行回纳，便血色鲜、量较多，肛门灼热。

止痛如神汤：桃仁、秦艽、皂角子、熟大黄各 3 克，苍术、防风各 2 克，黄柏 1.5 克，泽泻 0.9 克，当归尾 0.9 克，槟榔 0.3 克。主治气滞血瘀型痔疮，表现为肛门肿物脱出、触痛明显。

穴位疗法

采取仰卧，双脚分开，用手指揉搓、按摩两侧长强穴，各 1 ~ 3 分钟。具有辅助疗痔提肛、健脾理肠、止血的功效，可帮助缓解患者痔疮疼痛。

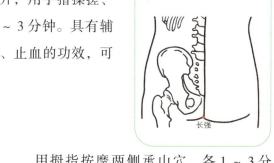

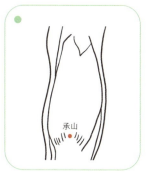

用拇指按摩两侧承山穴，各 1 ~ 3 分钟。可帮助减轻直肠充血，辅助痔静脉收缩，缓解痔疮疼痛，还具有辅助消肿止痛的作用。

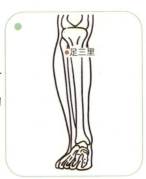

用拇指按摩两侧足三里穴，各 1 ~ 3 分钟。有一定补中益气、止泻等作用，还能辅助缓解痔疮疼痛患者的症状。

药膳调理

红豆莲子粥：糯米 50 克，红豆 40 克，莲子 20 克，果糖 15 克。糯米、红豆分别淘洗干净，用水浸泡 2 ~ 3 小时，捞出，沥干水分。莲子洗净，用水浸泡回软。锅中加入约 1500 毫升水，煮沸，将红豆、糯米、莲子依次放入；再次煮滚后转小火慢熬约 2 小时。待粥稠后，加入果糖，拌匀即可盛出食用。本品可健脾和胃、养心安神，对睡眠障碍、痔疮、脱肛、恶疮均有治疗功效。

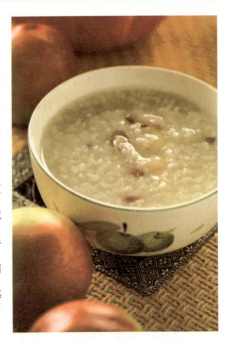

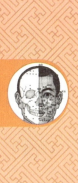

第七章

妇科疾病

痛经

指女性经期间或经期前后出现的周期性腰腹疼痛或其他不适。

1. 肾气亏损：先天肾气不足或房劳多产，或久病虚损导致肾虚，精亏血少，冲任不足，经行血泄，胞脉失养，故痛经。

2. 气血虚弱：体质虚弱，气血不足，或病后气血耗伤，或脾胃虚弱导致化源不足，气虚血少，经行血泄，冲任气血更虚，胞脉失养，故痛经。

3. 气滞血瘀：素性抑郁或怒伤肝，导致肝郁气滞、气滞血瘀，或经期、产后余血内留，蓄而成瘀，瘀滞冲任，血行不畅，经前、经时气血下注冲任，胞脉气血更加壅滞，故痛经。

4. 寒凝血瘀：经期或产后受寒邪侵袭，或过食寒凉生冷，导致寒客冲任与血搏结，以致气血凝滞不畅，经前、经时气血下注冲任，胞脉气血更为壅滞，故痛经。

5. 湿热蕴结：素有湿热内蕴，或经期、产后感受湿热之邪与血搏结，稽留于冲任、胞宫，以致气血凝滞不畅，经行之际气血下注冲任，胞脉气血更加壅滞，故痛经。

健康指南

1. 饮食调理：饮食上应避免生冷、辛辣刺激之品，如冰激凌、辣椒等。建议适当增加温性食物的摄入，如红枣、生姜、红糖等。保持饮食规律，避免暴饮暴食。

2. 做好保暖：经期要注意保暖，尤其是腹部和下肢，防止寒气入侵导致气血瘀滞，加重痛经症状。

3. 运动调理：适当的有氧运动能促进血液循环，缓解痛经症状。

避免剧烈运动导致身体不适。

4. 心理调理：痛经患者容易出现焦虑、紧张等情绪。保持心情愉悦、放松，避免情绪波动过大，有助于缓解痛经。

5. 睡眠调理：睡眠要充足，有助于缓解痛经症状。建议痛经患者保持规律作息，避免熬夜和过度劳累，以促进身体恢复。

中药方剂

参术生地汤：人参、白术、当归身、茯苓、川芎、白芍、生地黄各10克，炙甘草、木香、青皮、香附（醋炒）各6克，生姜3片，大枣3枚。每日1剂，水煎，分2次服。预计月经到来前5日开始服用，连续服用6日，1个周期为1个疗程。寒重者，加附子；腰痛者，加续断、桑寄生；恶心呕吐者，加赭石、旋覆花。主治痛经。

当归续断泽兰汤：全当归、续断、杜仲、泽兰各15克，延胡索（酒炒）、柏子仁、香附、赤芍各12克，红花、桃仁、牛膝各6克，生甘草5克。每日1剂，水煎3次，合并药液，分早、中、晚温服（黄酒为引）。经期连服3～5日为1个疗程。主治痛经。

穴位疗法

点按揉足三里穴、太冲穴、子宫穴，至产生酸胀感为宜。痛经时，双手相叠置于小腹中间，以缓慢而轻柔的动作摩腹，每分钟10次左右，至小腹内产生热感为宜，摩腹5分钟后，再以双手在小腹两侧从后向前作单方向斜擦，方向朝向腹股沟，以透热为度。适用于缓解痛经。

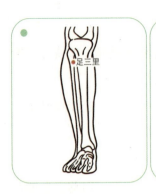 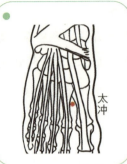 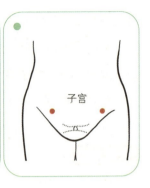

　　益母草粥：粳米 100 克，益母草 50 克，白糖适量，葱少许。益母草用清水冲洗干净，然后将其放入锅中煎煮，煎好后去渣留汁备用；葱切葱花。粳米淘洗干净，与煎好的药汁一同入锅煮粥。煮好时加入白糖和葱花，调匀即可。此粥能活血化瘀，适合血瘀所致的产后恶露不绝、月经不调、痛经、水肿等症。

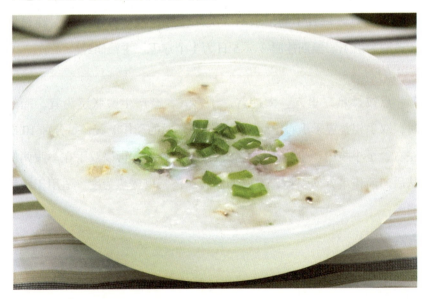

月经不调

指女性月经周期量、色、质发生异常。

1.气虚：月经周期提前，经血色淡且质地稀薄，伴有精神疲惫、肢体无力，腹部有空虚坠胀感，食欲减退，大便溏稀。

2.血虚：月经周期延迟，经量少、色淡、质地稀薄，小腹有隐痛感，伴有头晕眼花、心悸少寐，面色苍白或萎黄。

3.肾虚：月经周期或前或后，经血量少、色淡、质地稀薄，伴有头晕耳鸣，腰骶酸痛。

4.气郁血瘀：月经来潮不畅，月经周期或前或后，经血量或多或少，色紫红或有血块，胸部、乳房胀痛，叹息能缓解不适。

5.血热：月经周期提前，经血量多，色深红或紫红，质地黏稠，伴有心胸烦热、面红口干，大便干燥。

6.血寒：月经周期延迟，经量少，色黯红或有血块，小腹冷痛，得热痛减，伴有畏寒肢冷。

健康指南

1.合理饮食：保持清淡饮食，避免过度摄入高糖分、高脂肪的食物，防止体内脂肪过度堆积。同时避免吃生冷、寒凉和辛辣刺激之品。可以适量多吃些能促进红细胞生长、增强免疫力的食物，如骨汤、瘦肉、海带、绿叶蔬菜等。

2.规律作息：规律起居，避免熬夜，保证充足的睡眠时间。

3.适当运动：适当做有氧运动，如跑步、爬山、打球等，能促进血液循环，改善盆腔生殖器的血液供应，并增强机体免疫力。但同时要避免剧烈运动，且运动时间不能过长。

4.情绪调理：女性的情绪和月经密切相关，所以要注意保持心情放松、情绪舒畅，避免过度紧张和焦虑。

中药方剂

生地鳖甲汤：生地黄、炙鳖甲（先煎）各 12 克，当归、白芍、荆芥炭、栀子、黄芩、阿胶（烊化，冲服）各 9 克，川芎、银柴胡、炙甘草各 4.5 克。每日 1 剂，水煎服。主治月经不调。

茱萸当归麦冬汤：吴茱萸、当归、麦冬各 9 克，白芍、川芎、人参、桂枝、牡丹皮（去心）、生姜、甘草、半夏各 6 克。加水 1000 毫升煎至 300 毫升，过滤取汁，分 2 次温服。主治月经不调。

穴位疗法

取刮痧板，先刮拭脾俞穴、肾俞穴、次髎穴等穴位；再刮拭腹部气海穴、关元穴；最后刮拭下肢三阴交穴、太冲穴；至出痧为度。每日或隔日治疗 1 次。主治月经不调。

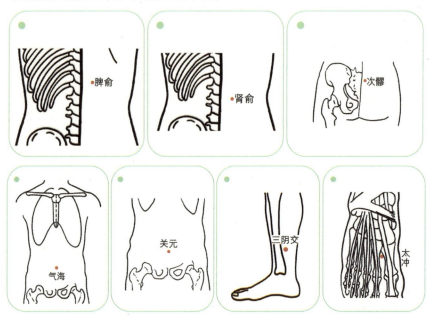

用大拇指指腹按摩涌泉穴、三阴交穴、关元穴、子宫穴等穴位各1分钟。主治月经不调。

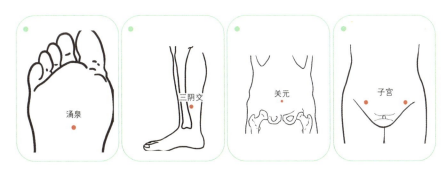

药膳调理

益母红枣粥：益母草嫩茎叶20克，红枣10枚，大米100克，盐适量。大米洗净泡发；红枣去核，切成小块；益母草嫩茎叶洗净切碎。大米入锅，加适量清水煮开。放入红枣煮至粥浓稠，下入益母草嫩茎叶，调入盐拌匀即可。益母草嫩茎叶含蛋白质、碳水化合物等多种营养成分，具有活血、祛瘀、调经、消水的功效。益母草嫩茎叶、红枣与大米同煮为粥，能活血化瘀、补血养颜，可治疗妇女月经不调、痛经等症。

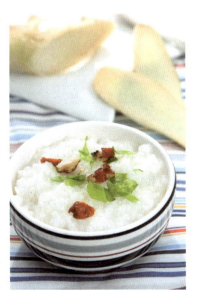

乳腺增生

是一种良性增生性疾病，既非炎症又非肿瘤。

1. 肝郁气滞：乳房内能触及大小不等的结节肿块，伴有经前乳房胀痛、胸胁胀满、烦躁易怒，且病情随情绪变化而波动。舌质微红，舌苔薄白，脉象弦数。

2. 痰阻血瘀：乳房内能触及大小不等的结节肿块，轻微疼痛或无痛，胸腹满闷，恶心不舒，食少纳呆，患者一般身形肥胖。舌苔厚腻，脉象弦滑。

健康指南

1. 饮食调理：少吃油炸食品、动物脂肪、甜食，避免过多进食补品；多吃新鲜果蔬和粗粮。

2. 保持好心态：远离各种不良心理刺激，保持平稳、乐观的心态。

3. 规律生活：劳逸结合，适当运动，以增强机体免疫力；保持性生活和谐；规律排便。

4. 禁止滥用药物和激素：禁止滥用避孕药及含雌激素的美容用品、少吃雌激素喂养的鸡、牛等。

5. 做好避孕措施，避免人流手术。

6. 为人母者宜母乳喂养婴儿。

7. 自查乳房：洗浴后站在镜前检查，双手叉腰，身体做左右旋状，从镜中观察双侧乳房皮肤有无异常、乳头是否内陷，用手指指腹贴在乳房上按顺时针或逆时针方向慢慢移动。

中药方剂

小麦柴胡龙胆丸：小麦 120 克（醋煮晒干），柴胡、龙胆（酒拌炒焦）、海藻、昆布各 60 克。共为末，炼蜜为丸，如梧桐子大。晚上临睡前用温开水送服，每次服 20 ~ 30 丸。主治肝郁气滞型乳腺纤维腺瘤、乳腺增生症。孕妇禁服。

川乌商陆外敷方：川乌、商陆、大黄、王不留行、樟脑各等份。共研细末，分装在纱布袋内（每袋 2.5 克），经消毒后放入塑料袋内密封备用。佩戴胸衣时，将药袋紧贴患处。于经前 15 日开始用药，7 ~ 10 日换药 1 次（经期停用），1 ~ 3 个月经周期为 1 个疗程。适用于乳腺小叶增生。

穴位疗法

取刮痧板，刮拭胸部的膻中穴、屋翳穴、乳根穴；然后刮拭下肢丰隆穴；最后刮拭足部的足临泣穴。刮拭施泻法，以出痧为度。隔日治疗 1 次。主治乳腺增生。

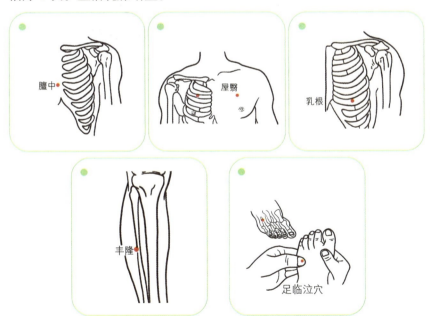

用食指和中指按揉膻中穴 3 ~ 5 分钟；用拇指指腹按揉内关穴、太冲穴、足临泣穴各 2 ~ 3 分钟，双手交替按揉。主治乳腺增生。

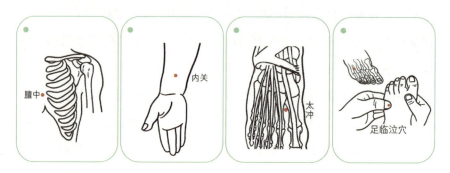

药膳调理

青皮炒兔肉：兔肉 150 克，青皮 12 克，生姜 9 克，料酒、盐、花椒、大葱、姜末、酱油、味精、麻油适量。青皮用温水泡后切成小块；兔肉洗净后切丁，用盐、姜末、

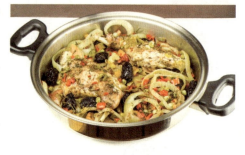

葱段、料酒、酱油等稍腌渍；锅中倒油，放入兔肉翻炒至肉色发白，放入青皮、花椒、生姜、葱段等继续翻炒至兔肉丁熟透，调入酱油、味精、盐，炒至收干水分，淋上麻油即可。适用于乳腺增生。

盆腔炎

女性上生殖道及其周围组织的炎症。

1. 湿热下注：小腹胀痛，带下色黄量多，质地稠密腥臭，头重眩晕，身体沉重困倦，胸闷腹胀，口渴但不想饮水，痰多，可能伴有发热恶寒，腰部酸胀疼痛，尿道灼热疼痛，大便秘结，小便热赤。

2. 气滞血瘀：小腹胀痛且触之坚硬，带下量多、色白、质稀薄，腰骶酸痛明显，月经失调，色深黑有血块。

健康指南

1. 饮食调理：饮食宜清淡，营养丰富；忌食煎烤油腻、辛辣刺激之品。

2. 杜绝各种感染途径：保持会阴部清洁、干燥，每晚用清水清洗外阴，做到专人专盆；每天换洗内裤，穿宽松、棉质、柔软的内裤；月经期、人工流产术、取环等妇科手术后阴道有出血情况，禁止性生活；做好避孕，减少人工流产手术创伤；禁止游泳、盆浴、桑拿浴；勤换卫生巾以免滋生细菌。

3. 注意休息：患者要卧床休息，取半卧位，有助于炎症局限化和分泌物的排出。

4. 观察大便情况：保持大便通畅，同时观察大便性状。如果便中带脓或有里急后重感，要立即就诊，防止盆腔脓肿溃破肠壁，诱发急性腹膜炎。

5. 注意保暖：汗出后立即更换衣裤，避免直吹空调或对流风。

大黄散：大黄 100 ~ 200 克。研细末，用米醋调敷于下腹部（保持湿润，随时加醋），外用塑料布敷好、橡皮膏固定。适用于慢性盆腔炎。

大黄蛋黄方：生大黄 15 克，鸡蛋 5 个。将生大黄研末，分 5 包；鸡蛋敲一小孔，去蛋清，装入生大黄 1 包，煮熟。月经干净后晚上临睡前服下，连服 5 晚为 1 个疗程。适用于急性盆腔炎。

薏苡仁丹皮丹参方加减：生薏苡仁 30 克，牡丹皮、丹参各 12 克，牛膝、败酱草各 10 克，当归、赤芍、三棱、莪术、延胡索、黄柏各 9 克，炙甘草 6 克。水煎服，每日 1 剂。有尿频、尿急、尿痛者，加蒲公英、紫花地丁各 20 克；白带量多、色黄者，加土茯苓 15 克，炒黄柏 6 克；腹部有包块者，加红花 10 克，桃仁 6 克；有输卵管积水者，加防己 12 克，桂枝 10 克。适用于慢性盆腔炎。

穴位疗法

取刮痧板，先刮拭肾俞穴、次髎穴；再刮拭腹部关元穴、中极穴、水道穴、归来穴；最后刮拭下肢阴陵泉穴、三阴交穴。施泻法，以出痧为度。每日或隔日治疗 1 次。可有效改善盆腔炎症状。

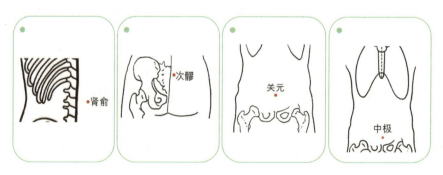

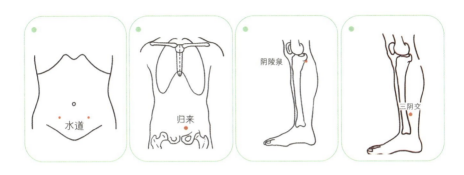

水道　归来　阴陵泉　三阴交

药膳调理

　　薏苡仁冬瓜子粥：粳米 60 克，薏苡仁 30 克，冬瓜子 20 克，槐花 9 克。将槐花、冬瓜子洗净后水煎汤，过滤取汁，放入薏苡仁、粳米同煮成粥。每日 1 剂，连服 7～8 次。适用于慢性盆腔炎。

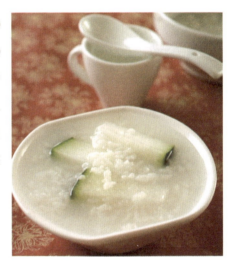

第八章

男科疾病

遗精

中医又称遗精为失精、精时自下、漏精、溢精、精漏、滑精等。

1.肾虚不固：频繁遗精，甚至滑精，面色少华，头晕目眩，耳鸣，腰膝酸软，畏寒肢冷。舌质淡，舌苔薄白，脉沉细而弱。

2.心脾两虚：因思虑过多或劳倦而致遗精，心悸怔忡，失眠健忘，面色萎黄，四肢倦怠，食少便溏。舌质淡，舌苔薄，脉细弱。

3.阴虚火旺：梦中遗精，夜寐不宁，头昏头晕，耳鸣目眩，心悸易惊，神疲乏力，尿少色黄。舌尖红，舌苔少，脉细数。

4.湿热下注：梦中遗精频作，尿后有精液外流，小便短黄浑浊且热涩不爽，口苦烦渴。舌质红，舌苔黄腻，脉滑数。

健康指南

1.规律生活习惯：保持规律作息，避免熬夜和过度疲劳，同时减少刺激性食物的摄入。

2.适当锻炼：适当的有氧运动能增强身体素质，提高免疫力，减少遗精的发生。

3.心理调适：心理压力过大、焦虑、抑郁等情绪问题会导致遗精频繁发生。所以，保持心情愉悦、放松心态十分重要。

4.保持生殖器官的清洁卫生：建议每天用温水清洗生殖器官，勤换洗内裤。

5.避免生殖器官刺激：减少情色内容的接触，避免过度自慰等性刺激，避免穿过紧的内裤或裤子，进而减少对生殖器官的刺激。

首乌党参汤：制何首乌 50 克，党参 25 克，黄芪、生杜仲（淡盐水炒至焦黄）、续断（淡盐水炒至焦黄）各 20 克，山药（用麸皮炒黄）、生蒺藜（炒至焦黄）、附子（先煎 1 小时）、巴戟天（淡盐水炒黄微黑）各 15 克，黄精（黄酒蒸）10 克，当归身、炒白术、肉桂（吞服）各 9 克，炙甘草 6 克。每日 1 剂，水煎，分 2 次服。主治遗精。

龟甲牡蛎菟丝汤：龟甲 18 克，生牡蛎、菟丝子各 12 克，牡丹皮、茯苓、鹿角胶（蛤粉炒）、熟地黄、石莲子各 9 克，炒白芍、益智（盐水炒）、炒山药、山茱萸、五味子、金樱子、泽泻各 6 克，蛤蚧 1 对。上药研极细末，饴糖为丸（如绿豆大）。用白开水送服，每晚 6 克。主治肾虚型遗精。

穴位疗法

取刮痧板，先刮拭心俞穴、肾俞穴、次髎穴；再刮拭腹部关元穴、中极穴、大赫穴；最后刮拭下肢足三里穴、三阴交。施补法或平补平泻法，以出痧为度。每日或隔日治疗 1 次。主治遗精。

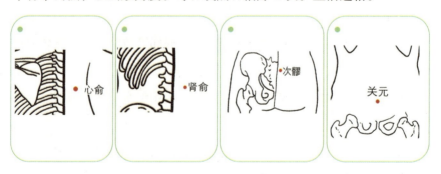

心俞　　肾俞　　次髎　　关元

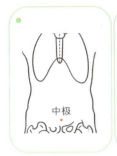
中极

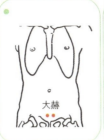
大赫

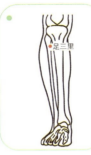
足三里

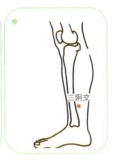
三阴交

药膳调理

莲子百合山药粥：百合干30克，大米50克，莲子10枚，枸杞子5克，冰糖适量。将百合干用刀背碾成粉；莲子放在热水中泡软；枸杞子放在热水中稍泡；大米淘洗干净后放在冷水中浸泡半小时左右；将锅置于火上，倒入适量清水，先将大米、百合干放入锅内，烧沸后放入莲子，转成中火继续熬煮至熟烂，调入冰糖即可。此款药膳具有健脾补心之功，适用于劳伤心脾型遗精。

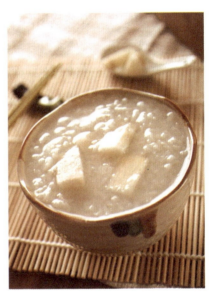

阳痿

指男性有性欲要求时阴茎痿软不举或举而不坚，无法完成性生活。

1.命门火衰：性功能减弱，精子质量低下，手脚冰凉，面色苍白，头晕耳鸣，腰膝酸软，夜尿频繁。

2.心脾亏虚：性欲减退，心慌失眠，精神疲惫，面色萎黄，食欲不振，大便溏稀。舌质淡，舌苔薄白，脉细弱。

3.肝郁不舒：性欲低下，胸胁胀痛，脘腹不适，情绪抑郁。

4.惊恐伤肾：性功能减退，心慌胆小，易受惊吓，夜梦纷多。

5.湿热下注：阴茎痿软，阴囊潮湿瘙痒，小便赤痛，胁腹胀满，肢体困倦，恶心口苦。

健康指南

1.戒淫欲：戒除手淫的不良习惯，切勿恣情纵欲，贪色无度。避免各种性刺激，停止性生活一段时间，以保证性中枢和性器官得以调节和休息。

2.减少房事焦虑：正确对待性自然生理功能，减轻对房事的焦虑心理，消除思想顾虑，防止发生精神性勃起功能障碍。

3.忌讳疾忌医：出现勃起功能障碍时，要向医生介绍全部疾病及其发展变化，有助于早期治疗。

4.加强锻炼：有氧运动能增强心肺功能和耐力，进而改善勃起功能。建议每周进行 3 ~ 5 次慢跑、游泳、骑车等有氧运动，每次持续 30 ~ 60 分钟。

起阴汤：白术、巴戟天、熟地黄各 30 克，人参、黄芪各 15 克，山茱萸 9 克，北五味子、肉桂、远志、柏子仁各 3 克。将上述药材研为粗末，倒入 800 毫升清水，煮取 400 毫升，去渣留汁备用。主治阳痿。

救相汤：人参、巴戟天各 30 克，黄芪、酸枣仁各 15 克，肉桂 9 克，柏子仁、菟丝子、当归、远志各 6 克，茯神、高良姜、附子各 3 克。将上药研为粗末，倒入适量清水，煎煮数沸，过滤取汁。主治阳痿。

穴位疗法

取刮痧板，先刮拭肾俞穴、命门穴、次髎穴；再刮拭腹部的关元穴、中极穴、大赫穴；最后刮拭三阴交穴。施补法，至出痧为度。隔日治疗 1 次。主治阳痿。

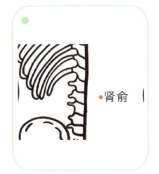

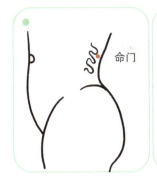

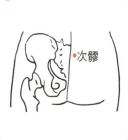

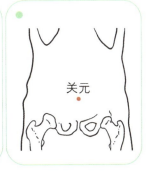

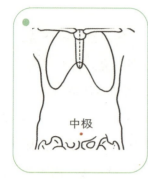

中极

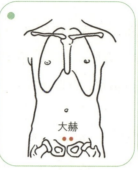

大赫

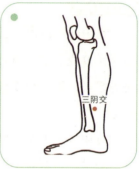

三阴交

药膳调理

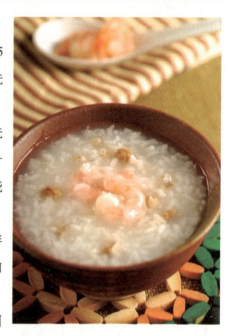

　　核桃虾仁粥：粳米 200 克，核桃仁、虾仁各 30 克，盐 1.5 克，清水 2000 毫升。粳米淘洗干净，用水浸泡半小时，捞出，沥干水分；核桃仁、虾仁均洗净备用。锅中加入 2000 毫升清水，将粳米放入，用旺火烧沸；将核桃仁、虾仁放入锅内，改小火熬煮成粥。粥内下入盐拌匀（如果是孕妇食用，可以不加盐），再稍焖片刻即可盛出食用。本品能够补虚、滋阴、补钙，用于防治心脾亏虚、孕产妇贫血。

早泄

不能完成正常性生活的一种男性性功能障碍。

1. 阴虚火旺型：患者主要表现为射精时间短、容易出汗、小便黄、腰膝酸软等症状。针对这种证型，常选用的中药包括六味地黄丸或知柏地黄丸。

2. 肝经湿热证：患者主要表现为急躁易怒、小便黄、口苦、阴囊潮湿、舌红、苔黄腻等症状。针对这种证型，常用的药物是龙胆泻肝汤加减。

3. 肾气不足型：患者主要表现为气短、乏力、腰膝酸软，伴有阳痿等症状。针对这种证型，常用的药物是五子衍宗丸或金匮肾气丸加减等。

4. 肝气郁滞型：患者主要表现为情绪较抑郁或急躁、易怒，两胁疼痛或小腹、睾丸、大腿内侧疼痛不适，还有舌质淡、舌苔白、脉弦等症状。

5. 心脾两虚型和心肾不交型：这两种证型主要与心脾和心肾两方面虚弱有关，可能伴有疲乏无力、失眠等症状。

6. 肾阳虚型和肾阴虚型：肾阳虚型的早泄患者主要表现为怕冷、腰背疼痛、夜尿多等症状，而肾阴虚型的早泄患者则主要表现为潮热盗汗、心烦夜寐不安等症状。对于这两种证型，可以分别选用温肾苏拉甫片和六味地黄丸进行治疗。

健康指南

1. 饮食调理：多吃富含锌元素的食物，如韭菜、羊肉、动物的肾脏、海鲜、鱼虾、海带等。

2.保持健康的生活方式：保持睡眠充足、避免过度疲劳和压力过大等，能改善早泄症状。此外，适当进行锻炼能增强机体免疫力，对早泄的治疗也有帮助。

3.调整性生活习惯：过度和频繁的性生活、自慰等不良性生活习惯容易诱发早泄。日常生活中要避免过度刺激，减少不良性行为，有助于改善早泄症状。

4.心理调节：早泄患者存在焦虑、紧张等心理问题，适当的心理调节能帮助患者减轻心理压力，进而改善早泄症状。

中药方剂

党参山药淫羊藿方：党参、山药、淫羊藿各15克，白术、女贞子、枸杞子、桑寄生、补骨脂、车前子（包）各10克，山茱萸、鹿角胶各9克，陈皮、茯苓、仙茅各6克，五味子4.5克。水煎汤，每日1剂，分2次温服。主治早泄。

珍珠母地黄樱子方：珍珠母15克，生地黄12克，金樱子10克，龙胆、栀子、柴胡、金铃子、当归各9克，甘草、黄连、车前子（包煎）各5克。水煎汤，每日1剂，分2次服。主治肝经湿热型早泄。

地黄枸杞菟丝子方：熟地黄15克，枸杞子、菟丝子各12克，肉苁蓉、当归、杜仲、牛膝、五味子、益智、覆盆子各10克，炒刺猬皮6克（研末，冲服）。水煎汤，每日1剂，分2次服，15日为1个疗程。主治肾阳虚衰型早泄。

穴位疗法

按摩肾俞穴、关元穴、足三里穴、八髎穴、三阴交穴，每个穴位按摩1～3分钟。有助于缓解早泄，帮助患者恢复健康。

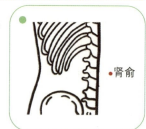

肾俞

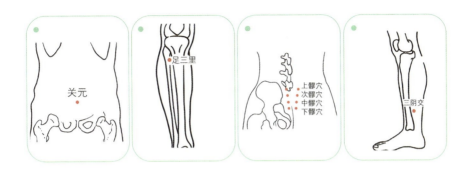

关元　足三里　上髎穴　次髎穴　中髎穴　下髎穴　三阴交

药膳调理

　　首乌黄精肝片汤：何
首乌10克，黄精5克，猪
肝200克，胡萝卜1根，
鲍鱼菇6片，葱1根，
姜1小块，豆苗少许，盐
适量。将药材和食材均洗
净；胡萝卜切块，猪肝切

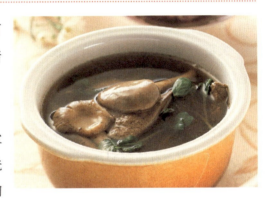

片，豆苗、葱切段；将何首乌、黄精煎水，去渣留汁。猪肝氽去血
水。将药汁煮开，放入所有食材，加盐煮熟即成。此汤可补肾养肝、
乌发防脱、补益精血。

前列腺炎

指盆部区域多种疼痛、排尿异常和性生活质量下降等症状的疾病。

1. 湿热蕴结型：尿少不畅，小腹坠胀，口苦，大便秘结。舌质红，舌苔黄腻。

2. 热盛血瘀型：尿涩、尿刺痛、尿红或夹血块，腰膝酸软。舌质红，舌苔薄黄。

3. 肝气郁结型：少腹满闷胀痛、小便滞涩、淋沥不畅。舌苔白腻。

4. 肾虚型：小便淋沥、涩痛。舌质淡，舌苔薄，脉细弱等症状。舌质胖淡，有齿痕，为肾阳虚；舌质红，舌苔少，为肾阴虚。

5. 脾虚型：有神疲乏力、排尿不畅等症状。舌淡胖。

健康指南

1. 饮食调养：保持清淡饮食，多吃新鲜果蔬、粗粮等富含维生素、膳食纤维的食物；少吃辛辣、刺激性食物，忌烟、酒等；适量摄入富含蛋白质的食物，如鱼、肉、蛋等，以维持身体营养平衡。

2. 调整生活方式：避免久坐不动、长时间骑车，以免增加前列腺负担。此外，适当的有氧运动，如散步、慢跑、游泳等能改善血液循环，增强机体抗病能力。保持良好的作息规律，避免熬夜和过度劳累。

3. 心理调适：前列腺炎患者容易出现焦虑、抑郁等心理问题，患者可以通过心理咨询、放松训练等方式来缓解压力，保持心情愉悦。

4. 局部护理：保持外生殖器、会阴部的清洁卫生，勤换洗内裤，以免局部细菌滋生。热水坐浴能缓解前列腺充血症状，注意水温不宜过高，以免影响睾丸健康。

中药方剂

茯苓薏苡仁酱草方：土茯苓 25 克，薏苡仁、败酱草各 20 克，王不留行、萹蓄各 10 克，瞿麦、滑石、石韦各 15 克。水煎汤，每日 1 剂，分 2 次服。适用于湿热下注型前列腺炎。

双苓泽泻木通方：茯苓、猪苓、泽泻、车前子、木通各 10 克，桔梗 9 克，柴胡 8 克，升麻 6 克。水煎汤，每日 1 剂，分 2 次服。适用于清气不升、浊阴不降、气化失司、膀胱不利者。

大黄汤配方：栀子 40 克，炒大黄、黄芩各 30 克，炙甘草、芒硝各 15 克。水煎汤，不拘时服。此方可清热利小便，主治前列腺炎。

穴位疗法

取刮痧板，先刮拭肾俞穴、膀胱俞穴、次髎穴；再刮拭腹部之关元穴、中极穴；最后刮拭下肢三阴交穴。施平补平泻法，以出痧为度。隔日治疗 1 次。适用于慢性前列腺炎。

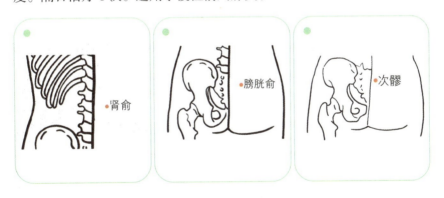

肾俞　　膀胱俞　　次髎

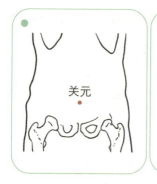
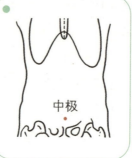
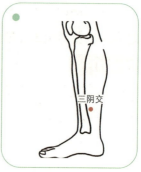

关元　　　　　　中极　　　　　　三阴交

药膳调理

蛤蜊肉益母草汤：鲜益母草 250 克（洗净，切碎），蛤蜊肉 150 克（用淡盐水洗净），牛膝 15 克（洗净，切碎）。将鲜益母草、牛膝洗净后加沸水以文火煮 30 分钟，过滤取汁，入洗净的蛤蜊肉煎 15 分钟，调味后服食。适用于瘀血阻络证。

鲤鱼炖小豆：赤小豆 50 克，鲤鱼（或鲫鱼）1 尾。赤小豆洗净后水煎取汁，放入处理好的鲤鱼炖至熟烂，早餐食用。适用于湿热下注型。

豆苗薏苡仁粥：薏苡仁、粳米各 50 克，豌豆苗 30 克，食盐、香油各适量。将淘洗干净的粳米、薏苡仁放入锅内，倒入适量清水煮沸，加入豌豆苗同煮粥，调入适量食盐、香油即可。适用于热淋。

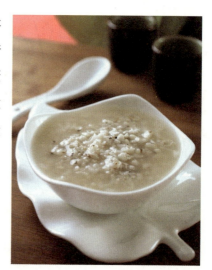

前列腺增生

由平滑肌、纤维组织、腺体组织的极度生长与增多引起的前列腺体积增大。

1.湿热下注：前列腺增大，小便点滴不通，小腹胀满，口苦口黏，大便秘结。舌苔黄腻，脉滑数。

2.肺热壅盛：前列腺增大，小便不畅或点滴不通，咽干喘咳，烦渴欲饮，呼吸急促，咳嗽。舌质红，舌苔薄黄，脉数。

3.肝郁气滞：前列腺增大，小便不通或通而不畅，阴部隐痛，情志抑郁，口苦易怒，胁腹胀满。舌质红，舌苔薄黄，脉弦。

4.下焦瘀阻：前列腺增大，小便点滴而下或尿如细线，小腹胀满疼痛。舌质紫暗或有瘀点，脉涩。

5.气虚下陷：前列腺增大，小腹坠胀，时欲小便不得出或量少不畅，兼见脱肛，小腹坠胀，神倦纳少，气短而语声低细。舌质淡，舌苔薄白，脉细弱。

6.肾阳虚衰：前列腺增大，小便不通或自行流出不能控制，夜尿多，面色发白，腰膝冷痛阳痿或滑精。舌质淡，脉沉弱。

7.肾阴亏少：前列腺增大，时欲小便不得尿，尿道灼热，虚烦少寐，潮热盗汗，头晕耳鸣，遇劳即发。舌质红，舌苔少，脉细数。

健康指南

1.饮食调理：饮食宜清淡，多吃新鲜果蔬；忌烟、酒、辛辣之品；夜间适当减少饮水，白天多饮水。

2.防止受寒：秋末至初春应注意防寒，预防感冒和上呼吸道感染等。

3.生活调理：不憋尿；保持大便通畅；劳逸结合，避免过劳，性生活不宜频繁；坚持清洗会阴部；避免久坐，经常参加有氧锻炼等。

4.彻底治愈男科疾病：彻底治疗前列腺炎、膀胱炎、尿道结石症等。

中药方剂

蛇舌草枝莲汤：白花蛇舌草、半枝莲各 30 克，黄芪、海藻各 20 克，党参、丹参各 15 克，王不留行 12 克，枸杞子、菟丝子、牛膝、泽泻各 10 克，甘草 5 克。水煎汤，每日 1 剂，分 2 次服。适用于湿热下注型前列腺增生。

黄芪当归滑石汤：生黄芪 30 克，当归、滑石各 10 克，升麻、柴胡各 8 克，甘草、石菖蒲各 5 克，淡竹叶 2 克。水煎汤，每日 1 剂，分 2 次服。适用于气虚下陷型前列腺增生。

通前丸：丹皮、制附片、熟地、山药、山茱萸、泽泻、怀牛膝、当归、赤芍、桃仁、红花各 10 克，肉桂 3 克，车前子 20 克，王不留行 30 克，茯苓、败酱草、紫花地丁各 15 克。水煎服，7 剂为 1 周期，每日 1 剂。适用于肾阳虚衰，气血瘀阻，水道不利的前列腺增生。

穴位疗法

取刮痧板，先刮拭肾俞穴、膀胱俞穴、次髎穴；再刮拭腹部的关元穴、中极穴、水道穴；最后刮拭下肢的阴陵泉穴、三阴交穴。施泻

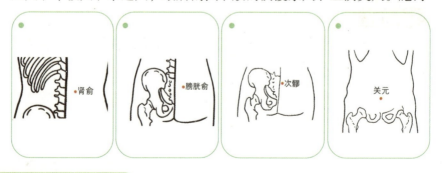

肾俞　　膀胱俞　　次髎　　关元

法，以出痧为度。每日或隔日治疗1次。适用于前列腺增生。

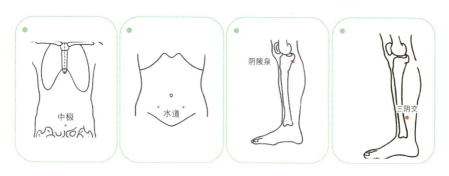

药膳调理

巴戟天猪肚汤：猪肚（猪膀胱）1个（洗净），巴戟天30克，核桃仁20克，葱花、食盐各适量。将后2味纳入处理干净的猪肚内，隔水炖熟，加葱、食盐调味服食。主治肾阳虚衰型前列腺增生。

半枝莲蛇舌草茶：半枝莲、白花蛇舌草各50克。将半枝莲、白花蛇舌草洗净后放入锅内，加水至盖满材料，以大火煮开，转小火慢煮30分钟，过滤取汁，代茶饮。适用于慢性前列腺炎。

第九章

五官疾病

结膜炎

发病急促，常累及双眼，并具有一定的传染性。

1.风热上攻型：眼睛红、痒痛交替、畏光、流泪、怕热，眼睛干涩，有异物感，眼内分泌物黄白色且黏稠。

2.火毒之盛型：单眼或双眼满眼发红，甚至有小出血点，眼睑肿胀，眼痛、头痛，眼内分泌物多且黏稠，或流淡血水，眼睛灼热、怕光。

健康指南

1.饮食调理：多吃清淡、易消化、富含维生素和蛋白质的食物。同时，忌食辛辣刺激和油腻食物。

2.注意个人卫生：不要用脏手揉眼，患者要与家人分巾、分盆。

3.规律作息：改变长期熬夜、作息不规律等不良习惯，防止眼疲劳，保持机体正常新陈代谢。

4.加强消毒工作：病毒对热及干燥敏感，患者要采取隔离措施，以免传染给他人。

中药方剂

大黄车前子汤：大黄、车前子、玄参、黄芩、细辛、茺蔚子各10克。将上述药材研为粗末，加清水300毫升，煮取180毫升，过滤取汁。每日3服，每次服50～80毫升，不拘时温服。主治结膜炎。

金沙菊花汤：海金沙、野菊花各60克。加水煎沸15分钟，过滤取汁，再加水煎20分钟，取汁，2次药液兑匀。分早、晚2次服，每日1剂。主治急、慢性结膜炎。

栀子大黄汤：栀子、大黄各10克。水煎汤，过滤取汁，点眼，每次 2 ～ 3 滴，每日 3 次。主治结膜炎。

用中指掐按中指中衡穴、无名指关冲穴各 1 分钟。能有效缓解结膜炎及其并发症。

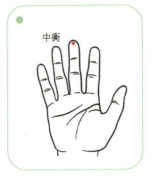
中衡

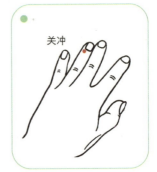
关冲

药膳调理

马齿苋黄花汤：鲜马齿苋 24 克，黄花菜 15 克（干品）。将上述材料洗净，共放锅内熬浓，滤去渣滓，候凉待用。代茶饮，每日 1 剂，连服 5 ～ 7 剂。1 岁以下小儿减半。主治结膜炎。

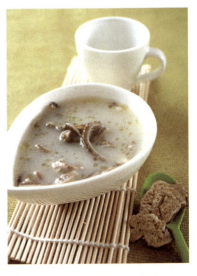

桑叶羊肝汤：羊肝、鲜韭菜各 50 克，鲜桑叶 25 克（干品减半），香油、盐各适量。取桑叶放锅内煎煮，过滤取汁；韭菜切成小段，羊肝洗净切薄片；将羊肝放入药汁内煮至熟透，再将韭菜加入煮熟，用香油、盐调味。连渣带汁 1 次服完（1 岁以下小儿弃渣饮汁），每日 1 剂，连服至愈。主治结膜炎。

睑腺炎（麦粒肿）

眼睑部轻微瘙痒，随后出现红肿、有硬结、灼热疼痛。

风热偏盛证：睑弦赤痒，灼热疼痛，睫毛根部有糠皮样鳞屑。舌质红，舌苔薄黄，脉浮数。

湿热偏盛证：眼痒伴痛，睑弦红赤溃烂，出脓血，眵浊结痂，眵泪黏腻，睫毛悉数或成绺，或倒睫乱生。舌质红，舌苔黄腻，脉濡数。

心火上炎证：内外眦部睑弦红赤，灼热刺痒，甚至睑弦赤烂，出脓、出血。舌尖红，舌苔薄黄，脉数。

健康指南

1. 合理饮食：清淡饮食，禁饮酒、吃辛辣刺激食物，避免吃油炸、肥肉等肥甘油腻食物，以免刺激伤口，影响睑腺炎恢复。

2. 毛巾热敷：用干净热毛巾热敷患处，促进血液循环，消除炎症。

3. 注意用眼卫生：眼部不适时，可以先用清水洗眼，不宜用毛巾或脏手擦眼、揉眼，以免加重感染，影响睑腺炎康复。

中药方剂

五味消毒饮：连翘、丹皮、赤芍、牛膝、金银花各6克，蒲公英、紫花地丁各8克，野菊花4克。水煎服，根据年龄及体重酌情加减，每日2次，7天为1个疗程。主治小儿睑腺炎。

内疏黄连汤加减：栀子、连翘各15克，桔梗、白芍各12克，黄芩、木香、当归各10克，薄荷、甘草、黄连、大黄、槟榔各6克。水煎服。病变位于下睑者，加知母、石膏各10克；硬结生于眦部者，加淡竹叶9克，木通6克；兼见脓未溃者，加皂角刺、没药各10克。主治睑腺炎。

艾灸大椎穴、曲池穴、阴陵泉穴、风池穴、光明穴、神阙穴15～20分钟。主治睑腺炎。

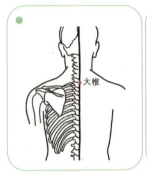
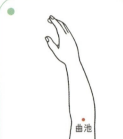
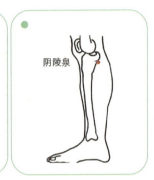
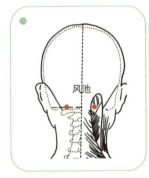
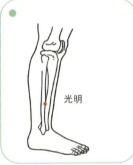
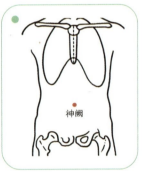

药膳调理

菊花绿豆粥：绿豆、大米各50克，菊花10克。菊花煎煮20～30分钟后取汁，用汁煮绿豆和大米，熬煮成粥后温服。此粥主治风热外袭睑腺炎。

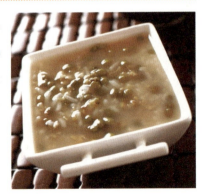

耳鸣

指感觉听到了声音，但实际上并没有外界声源。

1. 风热侵袭型：发病急，有上呼吸道感染症状，如流鼻涕、打喷嚏、咳嗽等，耳内有胀满感、堵塞感，耳鸣声音低沉，多发生于分泌性中耳炎。

2. 肝火上扰型：症状较重，耳鸣声大、调高，与情绪有关，可出现口苦、心烦、头昏、头疼等表现。

3. 痰浊上壅型：病史长，有耳鸣、头疼、头闷、耳内胀满感，咳嗽。舌质胖，舌苔厚。

4. 肝肾不足型：病史长，老年人多见，耳鸣如蝉，有腰膝酸软、眼花、眼干等肾经不足的表现。

健康指南

1. 日常调理：避免过度疲劳，确保睡眠充足，少喝浓茶、咖啡等刺激性饮料，多吃富含铁的食物。

2. 避免嘈杂环境：避免暴露在嘈杂环境中，减少噪声对听力的刺激，能改善耳鸣症状。

3. 减少情绪波动：人在情绪忧郁、生气、失控、焦虑不安时，会导致内耳缺血，引起内毛细胞萎缩、变性等病变。如能自我调适，以平常心面对，即可达到身心平衡，耳鸣症状自然会消失。

中药方剂

胡椒白芷覆花汤：胡椒、白芷、旋覆花各 60 克，肉桂 25 克。将胡椒去籽并微炒出味后，将上药捣碎细，放入干净的容器内，以 1000 毫升醇酒浸泡，密封，5 日后开取。每日早、晚各服 1 次，每次空腹温服 1 ~ 2 盅。此方适用于肾虚耳鸣，咳逆喘急，头目昏痛。

熟地山萸汤：熟地黄 50 克，山萸肉 12 克，黄柏、石菖蒲各 10 克。将上药放在砂锅内，倒入 500 毫升清水，浓煎至 250 毫升。温服，每日 1 剂。适用于阴虚火旺所致的耳鸣、耳聋。

穴位疗法

将拇指尖和手指按在翳风穴上，另外四指散落于耳朵上，用拇指用力按压凹陷处，至感觉到酸胀即可，每天按 3 分钟。主治耳鸣。

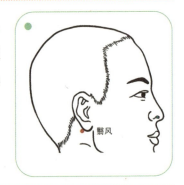

翳风

药膳调理

何首乌粥：制何首乌 30 ~ 60 克，粳米 100 克，大枣 3 枚，冰糖适量。将何首乌入砂锅，煎取浓汁后过滤取汁，以药汁与淘洗净的粳米、大枣、冰糖同熬成粥，可作早、晚餐服食。此方可补血养肝，补肾抗衰，适用于头晕耳鸣。

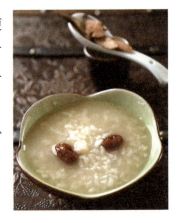

中耳炎

中耳部分或全部结构的炎性病变。

1.风热型中耳炎：感冒后耳朵发胀、发闷、疼痛，可能伴有耳鸣、听力下降、发热、口干、怕风、鼻塞等症状。

2.风寒型中耳炎：感冒后耳朵发闷，听力下降，全身明显怕冷，轻微发热，鼻塞，流清鼻涕。

3.肝胆湿热型中耳炎：耳朵发胀、疼痛，可能流出黄色脓液，伴有头部胀痛、心烦、口苦、急躁易怒、便秘、尿黄等症状。

4.痰湿浊毒型中耳炎：耳朵内感觉胀闷堵塞，听力下降，摇头时耳朵里像有水声，头部沉重发晕，倦怠乏力，口中无味，腹部胀满。

5.气血瘀阻型中耳炎：耳朵有堵塞感，听力下降，耳鸣逐渐出现且日久不愈，鼓膜内陷或有增厚、粘连、萎缩。

健康指南

1.饮食调理：多吃营养丰富的食物，如新鲜果蔬、瘦肉、粥类、鸡蛋、豆制品等，避免食用辛辣、生冷、油腻、易上火等刺激性食物。

2.正确挖耳：避免污物进入内耳道，同时注意不要乱挖耳朵。

3.保持耳部干燥：洗澡、洗头时应佩戴耳塞，防止水进入耳朵，造成感染；洗澡、游泳后，及时去除耳内水分，使耳道处在干燥状态，防止滋生细菌。

4.及时治疗咽鼓管周围器官炎症：如鼻炎、鼻咽炎、咽炎、扁桃体炎等。擤鼻涕时不要过于用力。

5.养成良好的生活习惯：早睡早起，确保睡眠充足，以增强机体抗病能力。

中药方剂

胡桃油冰片方：胡桃仁 3 个，冰片 3 克。将胡桃仁用布包好，加压挤油贮于碗内，放入冰片浸泡使其溶解。用时洗净耳内外，以棉球拭干，将此油滴于耳内，每日 1 ~ 2 次，5 ~ 10 天可愈。适用于化脓性中耳炎。

炒蛤粉散：文蛤粉（炒）5 克，冰片 0.5 克，枯矾 1 克。上药共研细粉，吹入耳内。适用于中耳炎。

苍耳消毒汤加减：党参、黄芪、生地黄、熟地黄、麦冬、苍耳子、防风、夏枯草、天花粉、黄芩各 10 克，生甘草 5 克。水煎服。主治中耳炎。

穴位疗法

按摩外关穴、天容穴、听宫穴、合谷穴各 1 ~ 3 分钟。坚持按摩有助于缓解中耳炎。

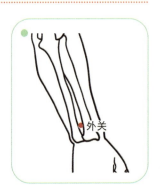

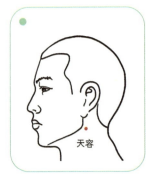

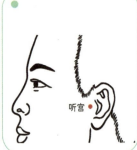

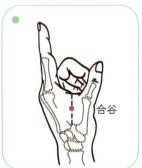

针灸听宫穴、角孙穴、百会穴，停针 1 ~ 2 分钟。能缓解中耳炎症状。

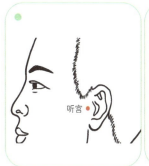
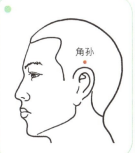
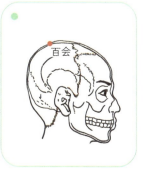

药膳调理

茯苓山药薏米粥：茯苓、山药各 15 ~ 20 克，薏米 20 克，红枣 5 ~ 10 枚，大米适量。将茯苓、山药共研成粉，加薏苡仁、红枣、大米共同熬粥。适用于中耳炎患者。

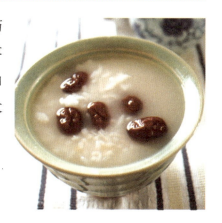

过敏性鼻炎

由机体接触过敏原后引发的鼻腔黏膜炎症反应。

1. 外感风寒：鼻塞严重，喷嚏频繁，鼻涕清稀，声音重浊。

2. 外感风热：鼻塞干燥，时轻时重，或鼻痒气热，鼻涕少而黄稠。

3. 气滞血瘀：持续鼻塞，鼻涕多而黏稠，颜色白或黄稠，嗅觉不灵敏，声音不扬。

4. 气虚邪滞：鼻塞时轻时重，或白天轻夜晚重，鼻涕黏而稀，遇寒加重，头晕头痛。

健康指南

1. 饮食调理：饮食宜清淡，避免过食辛辣刺激性食物，如辣椒、姜、蒜等。增加新鲜果蔬的摄入，保持营养均衡。同时，适当补充蛋白质、维生素和矿物质，以增强机体免疫力。

2. 起居调养：改善居室环境，户外活动避免接触花及花粉；不用毛料的地毯和羽绒褥垫，保持室内通风，减少接触灰尘。

3. 局部护理：保持鼻腔清洁，可使用 0.9% 氯化钠溶液喷雾或洗鼻器清洁鼻腔。避免用力擤鼻或挖鼻孔，防止加重鼻腔炎症。

4. 加强锻炼：适当进行有氧运动能增强机体免疫力，减少过敏性鼻炎的发作次数。

中药方剂

养阴方：南沙参、北沙参、麦冬、百合、生地黄各 15 克，五味子 5 克。适用于过敏性鼻炎。

补肺方：黄芪 20 克，炒白术 15 克，防风、炙紫菀、炙百部各 10

克，桔梗6克，炙甘草5克。适用于过敏性鼻炎。

用揉法按摩迎香穴、印堂穴和太阳穴，操作1分钟；用一指禅法按摩中府穴，操作1分钟；用掐法按摩合谷穴，操作1分钟；用推揉法按摩风池穴，操作1分钟。适用于过敏性鼻炎。

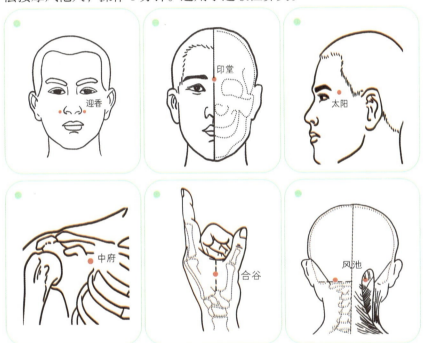

药膳调理

苁蓉羊肉粥：羊肉、粳米各100克，肉苁蓉、金樱子各15克，葱白2根，生姜3片。将肉苁蓉、金樱子洗净后水煎取汁，加入洗净的羊肉、粳米一同熬粥，放入食盐、生姜、葱白稍煮即可。此粥适用于过敏性鼻炎。

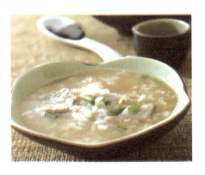

慢性咽炎

指咽部黏膜及淋巴组织出现的慢性炎症。

1.肺阴不足：嗓子干燥微痛，干咳无痰或痰少而黏，下午颧骨发红，精神疲劳，手脚发热，气短无力。

2.肾阴亏虚：嗓子干燥微痛，不喜欢喝太多水，腰部和膝盖酸软，失眠烦躁，头晕眼花。

3.痰瘀互结：嗓子有痰黏着、黄色难以咳嗽，恶心想吐，喉咙痛如梗。

健康指南

1.饮食调理：保持饮食清淡，多吃易消化、富含维生素和蛋白质的食物，如新鲜果蔬、瘦肉等。同时少吃辛辣、刺激性食物，防止加重病情。

2.多喝水：保持咽喉湿润、缓解喉咙疼痛等症状。

3.避免过度用嗓：如长时间讲话、大声说话等。需要讲话时，应注意适当降低音量、避免尖叫等。

4.保持室内空气湿度适宜：可使用加湿器或在房间放置一盆水来提高室内湿度。

中药方剂

丹参川芎方：丹参18克，川芎15克，当归、桃仁、赤芍、射干各10克，甘草8克，桂枝、桔梗各5克。每日1剂，水煎服。咽痛、咽干、舌红苔黄脉数者，去桂枝，加生地黄30克，玄参15克，牡丹皮10克；胸腹满闷、气郁者，加柴胡、枳壳、厚朴各10克；咽部充血不明显、舌黯淡苔白滑、喜热饮、脉迟缓者，加厚朴、茯苓各10

克，紫苏梗、生姜各 9 克；伴有睡眠欠佳者，加首乌藤 30 克，合欢花 15 克。主治慢性咽炎。

沙参麦冬方：北沙参、麦冬各 12 克，玉蝴蝶 9 克，薄荷、僵蚕、紫菀、柿霜、诃子、络石藤、苦杏仁、炙甘草各 6 克，桔梗 4.5 克。水煎 3 次（除柿霜外），浓缩收膏，入净糯米粉，炼蜜为丸，每丸重 3 克，朱砂为衣，每次服 2 丸，每日 2 次，含化。便秘者，以石决明 30 克，肉苁蓉 15 克，打碎，沸水冲泡代茶频饮；口干者，以石斛、枸杞子、玉竹、玄参各 9 克，水煎服；滤泡丛生者，外用七厘散吹之。主治慢性咽炎。

败酱草瓜蒌方：败酱草 30 克，瓜蒌 25 克，海浮石 15 克，麦冬 12 克，紫苏子、蝉蜕、桔梗、桃仁各 10 克，大黄、甘草各 3 克。每日 1 剂，水煎服。咽痛发热者，加金银花 30 克，板蓝根 15 克，薄荷 6 克；伴胸胁胀满、气结瘀滞者，加服逍遥丸；虚火旺盛、口咽干燥、手足心热者，加服知柏地黄丸。主治慢性咽炎。

穴位疗法

用大拇指腹肚按住廉泉穴，沿顺时针与逆时针方向循环按摩，刚开始按摩手法要轻，按至产生酸胀感即可。

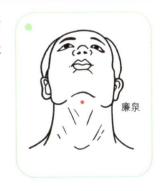

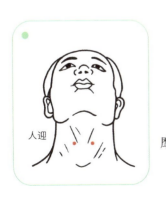

用双手大拇指按摩两侧人迎穴，来回按摩 100 次，至产生酸胀感为止。

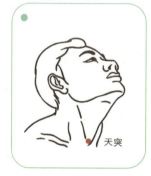

天突

用中指或食指沿顺、逆时针方向反复轻柔按摩天突穴，按至产生胀痛感即可。

药膳调理

罗汉果瘦肉汤：取罗汉果 1 只，枇杷叶 15 克，猪瘦肉 500 克，盐 5 克。将罗汉果洗净，打成碎块；枇杷叶洗净，浸泡 30 分钟；猪瘦肉洗净，切块。将上述材料放入锅内，倒入 2000 毫升清水，武火煲沸后，改用文火煲 3 小时，加盐调味。此药膳方能治疗扁桃体炎、咽喉炎。

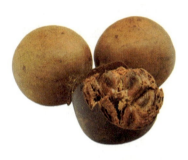

川贝母杏仁枇杷茶：取杏仁 20 克，枇杷叶、川贝母各 10 克，麦芽糖 2 大匙。将川贝母、杏仁、枇杷叶洗净，放入锅内，倒入 600 毫升清水煮沸，转小火续熬至约剩 350 毫升清水，过滤取汁，加麦芽糖拌匀即可。此药膳方能清热泻肺、止咳化痰，主治慢性咽炎。

口腔溃疡

好发于唇、颊、舌缘。

1. 肝郁蕴热型：溃疡位于舌侧边缘，肝经郁热，女性多见，随情绪波动或月经周期复发和加重，伴有烦躁易怒、胸胁胀满、口苦口酸。舌苔黄，脉弦数。

2. 脾胃伏火型：溃疡以两颊及唇为主，疼痛难忍，牙龈肿痛。伴有口臭、口干、口苦、舌苔厚腻、脘痞胸闷、大便秘结。舌质红，舌苔黄，脉滑数。

3. 脾虚湿困型：溃疡以两颊及唇为主，疼痛轻微。伴有口淡食少、脘腹胀满、倦怠嗜卧、大便溏稀。舌苔白腻。

4. 阴虚火旺型：溃疡色鲜红、数量多、疼痛昼轻夜重。口腔溃疡经久不愈、反复发作，伴有腰膝酸痛、咽干口燥、手足心热、遗精盗汗、骨蒸潮热。舌质红，舌苔少，脉细数。

5. 气血两虚型：口舌溃烂，多见于女性，多发生于月经前后。伴有月经先期量多、五心烦热、口干喜饮。舌质淡，舌苔薄白，脉细数无力。

健康指南

1. 忌食刺激性食物和饮料：如辛辣、酸甜、硬性食品、油腻食物等。建议多喝水和吃清淡易消化的食物，如稀饭、面条、水果等，以促进口腔自愈。同时适当补充维生素 B 和维生素 C，以促进口腔黏膜修复。

2. 保持口腔卫生：使用软毛牙刷和温和的牙膏，以避免损伤口腔黏膜，每日早晚坚持刷牙。此外，饭后漱口、使用口腔清新剂等也有助于口腔卫生。

太子生地赤芍方：太子参、生地黄、赤芍各 30 克，生黄芪、金银花、连翘、甘草各 15 克，凤尾草、肉苁蓉、当归、麦冬、五倍子（沸水泡）各 10 克，生蒲黄（布包）、升麻、柴胡、薄荷各 6 克，细辛、通草、肉桂（研末，分 3 次冲服）各 3 克，肉苁蓉 9 克（研末）。每日 1 剂，水煎 3 次，分 3 次服。30 日为 1 个疗程。疗程结束后，服肉苁蓉末，每次 3 克，每日 3 次，五倍子水漱口，每日 3 ~ 5 次，连用 1 个月。主治口腔溃疡。

银花连翘方：金银花、连翘各 20 克，生地黄、射干各 15 克，牡丹皮 10 克，黄连（杵碎）、升麻、当归各 6 克。每日 1 剂，水煎服。先用少量药汁漱口，漱时要将药汁含口中片刻，待患处疼痛减轻后吐出，连续含漱 3 ~ 5 遍后服下余液，早、晚各 1 次，每日 1 剂。主治口腔溃疡。

穴位疗法

取刮痧板，先刮拭背部心俞穴、脾俞穴、胃俞穴；再刮拭面部颊车穴、地仓穴、承浆穴；然后刮拭曲池穴、合谷穴；最后刮拭足三里穴、内庭穴。施泻法或平补平泻法，以出痧为度。每日或隔日治疗 1 次。主治口腔溃疡。

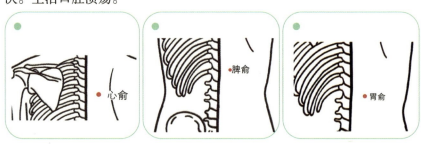

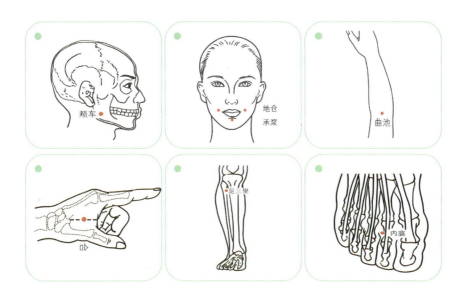

取吴茱萸 30 克，公丁香、肉桂各 15 克，冰片 3 克。将上药研为细末，以凡士林调制成软膏。使用时挑取黄豆大抹于护创膏上，对准涌泉穴、神阙穴贴 24 小时。主治阴虚火旺型口疮。

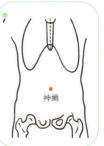

药膳调理

土茯苓绿豆老鸭汤：土茯苓 20 克，陈皮 3 克，老鸭 500 克，绿豆 200 克，盐少许。先将老鸭洗净，斩件，备用；土茯苓、绿豆、陈皮用清水浸透，洗干净备用；瓦煲内

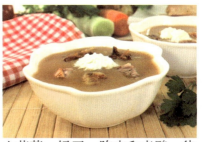

倒入适量清水，先开武火烧开，放入土茯苓、绿豆、陈皮和老鸭，待水再开，改用文火继续煲 3 小时左右，调入少许盐即可。此药膳可清热解毒，利尿祛湿，适用于口腔溃疡。

第十章

皮肤疾病

湿疹

表现为突然发作、瘙痒感，多形性红斑、丘疹、水疱密集成片。

1. 风热引起：开始是小丘疹，逐渐扩大成片，有鳞屑斑片或少量渗液，奇痒，睡眠饮食不受影响。舌质红，舌苔薄白或薄黄，脉浮数。

2. 湿热引起：皮肤红肿，丘疹水疱成片，奇痒，抓破后流出黄色黏液。伴有发热，肢体困倦，纳呆，大便黏腻不爽。舌质红，舌苔黄腻，脉滑数。

3. 脾虚夹湿引起：湿疹持续不愈，皮色暗淡，粗糙增厚，散见脱屑或结痂斑片，很痒，抓破后流出少量黄液，困倦乏力，纳差便溏。舌质胖嫩，舌苔白腻，脉濡缓。

4. 血虚风燥引起：湿疹迁延日久不愈，皮肤粗糙增厚，干燥龟裂，可见血痂及脱屑，局部色素沉着，很痒，伴有头晕乏力，视物模糊。舌质淡红，舌苔薄白，脉细数。

健康指南

1. 饮食调理：避免食用辛辣、刺激性食物，如辣椒、海鲜等，多吃新鲜果蔬。此外，牛奶、鸡蛋等可能引起过敏反应的食物尽量避免食用。

2. 生活调理：保持皮肤清洁，避免过度清洁和刺激，少用热水和肥皂清洗患处。保持良好的生活习惯，早睡早起，避免熬夜，适当运动以增强体质。

3. 精神心理调理：患者要保持心情舒畅，避免紧张、焦虑等负面情绪，以免加重病情。

4. 环境调理：保持室内空气流通、环境干燥，有助于预防湿疹。

5. 衣物适当：选择纯棉柔软的衣物，避免穿过紧、过硬的衣物，防止刺激皮肤。

中药方剂

龙胆泻肝汤合萆薢渗湿汤：薏苡仁、滑石各 30 克，萆薢、泽泻各 15 克，栀子、黄芩、柴胡、车前子、生地黄、当归、黄柏、牡丹皮各 10 克，龙胆、通草各 6 克。水煎服，1 日 1 剂。适用于湿热浸淫型湿疹。

除湿胃苓汤：泽泻、赤茯苓、滑石各 20 克，苍术、厚朴、陈皮、猪苓、白术、栀子各 10 克，防风、木通、甘草各 6 克，肉桂 3 克。水煎服，1 日 1 剂。适用于脾虚湿蕴型湿疹。

当归饮子：滑石 20 克，白芍 15 克，当归、大黄、柴胡、人参、黄芩各 10 克，甘草 6 克。水煎服，1 日 1 剂。适用于血虚风燥型湿疹。

穴位疗法

用拇指点按耳门穴、完骨穴、血海穴、三阴交穴、委中穴、曲池穴，每穴按摩 30 下。适用于湿疹。

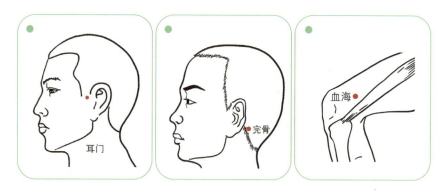

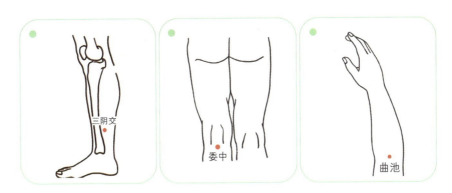

用长方形水牛角刮痧板刮上肢的曲池穴，下肢的血海穴、三阴交穴和委中穴。适用于湿疹。

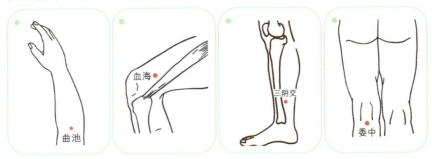

药膳调理

薏米赤豆粥：取薏苡仁、赤小豆、粳米各 100 克。将上述材料淘洗干净后一同熬粥即可。此粥适用于急性或亚急性湿热型湿疹。

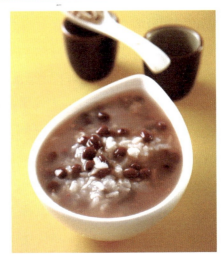

荨麻疹

皮肤以风团表现为主的过敏性疾病。

1. 风寒型荨麻疹：淡红色风团，头面和手足重，遇冷加重，温则缓，冬季严重，夏季轻。舌质胖，舌苔白，脉浮紧或迟缓。

2. 风热型荨麻疹：发病急，红色风团，遇热剧，遇冷减，发热，咽喉肿痛。舌质红，舌苔薄黄，脉浮数。

3. 血热型荨麻疹：皮肤灼热刺痒，搔抓后起风团或条痕隆起，越抓越起，夜间重，心烦不宁，口干思饮。舌质红，舌苔净，脉弦滑。

4. 脾虚型荨麻疹：风团反复发作，伴形寒怕冷，四肢不温，脘闷纳呆，腹痛便泻。舌质淡，舌苔白，脉沉细缓。

5. 血虚型荨麻疹：风疹反复发作，经久不愈，午后或夜间发作或疲劳时加重。舌红少津或舌质淡，脉沉细。

健康指南

1. 调整饮食：荨麻疹的病因很多，如饮食因素，如果摄入一些容易引起过敏的食物或食品添加剂，刺激身体后可能诱发荨麻疹，形成局部风团和皮疹，并伴有瘙痒。因此，日常饮食要清淡，多吃新鲜果蔬，尽量减少辛辣刺激性食物的摄入，少喝浓茶、咖啡。

2. 日常护理：多喝水以促进体内毒素排出。保持生活环境的整洁、干净，空气清新。避免用力抓挠皮肤，以免感染。尽量不使用有刺激性的洗护产品，不宜用过热的水洗澡，用纯棉衣物代替化纤衣物。

银花苦参汤：金银花、苦参各 12 克，防风、皂荚、牛蒡子、赤芍各 10 克，白蒺藜、荆芥、蝉蜕各 6 克，甘草 3 克。每日 1 剂，水煎 15 分钟，过滤取汁；加水再煎 20 分钟，再取药液，2 次煎液兑匀，分服。主治风热型荨麻疹。风寒型荨麻疹，加羌活 10 克，附子、桂枝各 5 克。血虚型，加当归、川芎各 10 克。

多皮饮：地骨皮、五加皮、丹皮、大腹皮、木槿皮各 9 克，桑白皮、白藓皮、赤茯苓、冬瓜皮、扁豆皮各 15 克，干姜皮 6 克。水煎服，每日 1 剂，日服 2 次。此方可健脾除湿，疏风和血。主治荨麻疹。

穴位疗法

艾灸大椎穴、曲池穴、血海穴、足三里穴、合谷穴 15 ~ 20 分钟。主治荨麻疹。

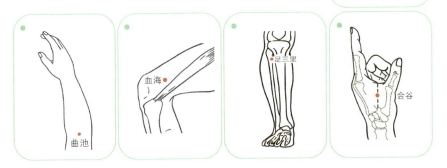

药膳调理

赤芍菊花茶：冬瓜皮 20 克，黄菊花 15 克，赤芍 12 克，秦皮 10 克，蜂蜜适量。将上述材料洗净一起放入锅内，煎煮成药汁，过滤取汁，调入蜂蜜即可。此方适用于荨麻疹患者。

接触性皮炎

指皮肤接触某些外源性物质后，引起接触部位及周围皮肤的炎症性反应。

1. 风热型：丘疹水疱较少，糜烂，渗出不多，瘙痒剧烈。舌质红，舌苔薄黄，脉数。

2. 湿热型：主要发生在下半身，皮肤成片红肿，伴有大水疱、糜烂、渗出，瘙痒难以忍受，并伴随着口渴、便秘、尿黄等症状。舌质红，舌苔黄腻，脉滑数。

健康指南

1. 饮食调理：尽量少吃或不吃容易引起或加重过敏的食物。适当增加富含维生素食物的摄入，尤其是富含维生素 C、维生素 B 的食物。

2. 远离致敏因子：对日常生活中易致敏的物质要保持警惕性，尤其是过敏体质者，尽量远离过敏原。若接触后发生过敏，要立即隔离，避免继续接触。已患过接触性皮炎者要尽量寻找致敏原因，避免继续接触。当病因不明确或同时有多种物质接触而无法确定时，可进行斑贴试验，以明确病因。

3. 日常护理：如果已发病，要立即进行适当处理，避免搔抓、洗涤或乱用药物等附加刺激使病情恶化。用纯棉衣服代替尼龙化纤的衣服。接触性皮炎是一种迟发性变态反应，发病有一定潜伏期，首次接触通常会在几天后才出现症状，所以在使用新花露水或防晒霜时，第一次使用面积不能太大，几天后未出现不适，皮肤正常再扩大使用面积。内衣、贴肤的被褥要经常清洗，保持卫生。

4.精神调养：避免精神紧张、过度疲劳，生活、工作、学习节奏不宜太快，要适当松弛，可参加适当有氧运动以促进身心健康。

中药方剂

石膏地黄酱草方：生石膏、生地黄、败酱草各30克，牛蒡子、土茯苓、泽泻各12克，黄柏、知母、玄参、赤芍各10克，蝉蜕、苦参、生甘草各8克。水煎汤，每日1剂，分2～3次服，连服4日为1个疗程。主治接触性皮炎。

沙参百合山楂方：南沙参、百合、山楂各9克。水煎汤，代茶饮。每日1～2剂。主治风盛血燥型接触性皮炎。

山楂大黄方：山楂40克，生大黄30克。水煎汤，敷洗患处，每次15分钟，每日2～3次。主治接触性皮炎。

穴位疗法

均采用提插补泻法，以得气为要，针灸风池穴、曲池穴、阴陵泉穴（双侧）、头维穴、合谷穴、血海穴、百虫窝穴（双侧）、翳风穴（病侧），留针30分钟，隔日治疗1次，逢周末休息1次。主治接触性皮炎。

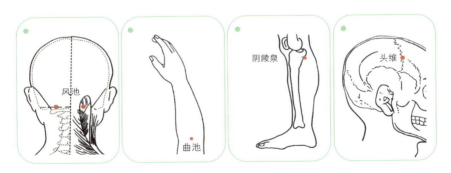

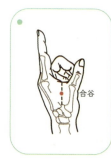
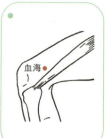
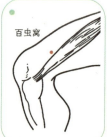
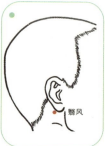

药膳调理

百合汤：百合、玉竹、天花粉各 15 克，沙参 10 克，山楂 9 克。将上述材料洗净放入锅内，倒入适量清水煎汤取汁。每日 1 剂，代茶饮。此方可养阴清热，凉血解毒，主治阴虚血热型接触性皮炎。

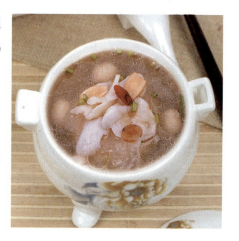

银屑病

以皮肤上出现红色疹子，表面覆盖一层层银白色鳞屑为特征。

1.血热型：多见于进行期，皮损发展迅速，皮肤潮红，新皮损不断出现，自觉瘙痒，但鳞屑较少。常伴有心烦易怒、口干舌燥、小便赤、大便秘结等症状。舌质红，舌苔黄，脉滑或数。

2.血瘀型：多见于稳定期，皮损肥厚，基底暗红。舌苔红或有瘀斑，脉沉涩。

3.血燥型：多见于消退期，病程较长，没有新皮损，皮损呈钱币状或融合成片。舌质红，舌苔少，脉沉细数。

4.风湿热型（关节型）：红斑广泛出现，脱屑严重，关节红肿疼痛，黏膜皱褶处有糜烂。舌质红，舌苔黄，脉滑数。

5.热毒型（脓疱型）：在红斑的基础上，皮下出现密集的粟粒大小的脓疱，脓疱常融合成一片。或仅限于掌跖，或泛发周身。伴有发热、烦躁、大便干结。舌质红，脉滑数。

6.血热兼热毒（红皮型）：周身红痒、低热、口干、便干。舌质红，脉弦数。

健康指南

1.饮食调理：急性期患者通常忌饮酒及辛辣刺激性食物。

2.情绪调理：据统计，银屑病患者75%以上有急躁、激动、易怒的不良情绪，容易因精神刺激而发病或加重，心态平稳、心情愉悦有助于疾病的痊愈。

3.运动调理：适当做有氧运动，提高身体素质是防治银屑病的关键所在。

4.皮肤护理：银屑病患者洗澡以淋浴为宜，避免过度搔抓皮损，也不宜用浴巾等用力搓擦。经验证明，过度搔抓或搓擦等使皮损遭受刺激者，通常会影响皮损消退。

中药方剂

梢蛇银花地黄方：乌梢蛇 20 ～ 30 克，金银花、生地黄各 25 克，白鲜皮 20 克，苦参、蝉蜕、槐花各 15 克，牡丹皮、赤芍、生百部、生甘草各 10 克，蜂房 5 克。每日 1 剂，将乌梢蛇研碎成 2 ～ 3 厘米长的小块，放入铁锅内，倒入少许香油，用微火焙至黄脆，研细末。余药水煎 2 次，滤液兑匀，分 3 次送服药粉。主治急性银屑病。

鲜皮双参茯苓方：白鲜皮 20 克，板蓝根、苦参、赤芍、丹参、土茯苓各 15 克，乌梢蛇、威灵仙、射干、重楼各 10 克，甘草 5 克。每日 1 剂，水煎服。血热型，加紫草、白茅根各 20 克，生地黄 15 克，大黄 10 克；血燥型，加何首乌 15 克，当归、麦冬各 10 克；血瘀型，加紫草 20 克，鸡血藤 15 克，红花 10 克，赤芍加至 30 克，丹参加至 30 克。主治银屑病。

穴位疗法

取刮痧板，先刮拭百会穴、大椎穴、陶道穴、肺俞穴、肾俞穴、环跳穴；再刮拭上肢肩髃穴，下肢血海穴、阳陵泉穴。刮拭施平补平泻法，以出痧为度。隔日治疗 1 次。主治银屑病。

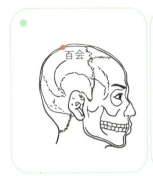

百会

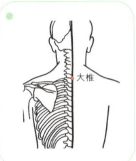

大椎

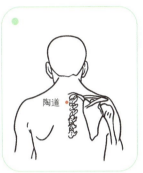

陶道

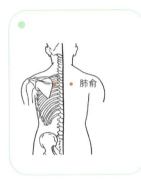

肺俞

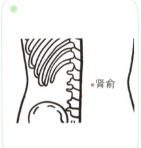

肾俞

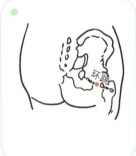

环跳

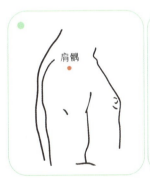

肩髃

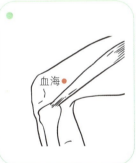

血海

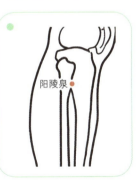

阳陵泉

针灸大椎穴、曲池穴、合谷穴、三阴交穴等穴位。主治银屑病。

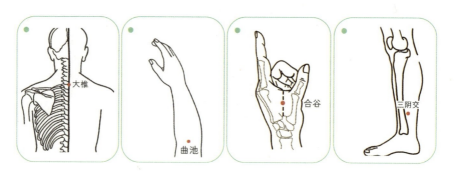

药膳调理

首乌桑葚饮：制首乌、桑葚子、生地、枸杞子各 30 克，当归 12 克，红枣 12 枚，冰糖适量。前 6 味加水煎取 1 碗，加入冰糖溶化即可。代茶饮。每日 1 次。连服 10 ~ 15 天为 1 个疗程。此方可养血和血，祛风润燥，主治银屑病。

槐花粥：槐花、土茯苓各 30 克，粳米 60 克，红糖适量。将槐花、土茯苓洗净后放入锅内，倒入适量清水煮 30 分钟，过滤取汁，放入淘洗干净的粳米一同熬粥，调入红糖即可。每天吃 1 次，10 天为 1 个疗程。此粥可清热凉血、祛风止痒，主治银屑病。

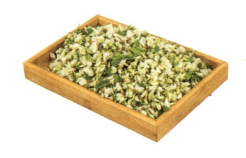